麻醉医护说

讲讲麻醉的故事

主　审	李葆华　李　民　郭向阳
主　编	张　静　邓　莹　郑虹彩　王　芳
副主编	王洁初　丛竹凯　韩登阳
编　委	（按姓名汉语拼音排序）

丛竹凯　邓　莹　都　乐　韩登阳　霍金金
蒋　莉　金玮艺　李丹丹　李　响　李潇潇
刘凯茜　邱　琳　王　芳　王洁初　王明亚
隗金鸽　许影婕　杨可心　于雪瑶　张　静
张欣宇　赵美玉　赵熙文　郑虹彩

编写秘书　杨可心　赵美玉

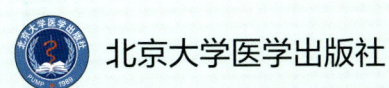

北京大学医学出版社

MAZUI YIHU SHUO—JIANGJIANG MAZUI DE GUSHI

> 图书在版编目（CIP）数据
> 麻醉医护说：讲讲麻醉的故事 / 张静等主编.
> 北京：北京大学医学出版社，2025.2. -- ISBN
> 978-7-5659-3362-2
> Ⅰ. R614-49
> 中国国家版本馆CIP数据核字第2025MB1986号

麻醉医护说—讲讲麻醉的故事

主　　编：	张　静　邓　莹　郑虹彩　王　芳
出版发行：	北京大学医学出版社
地　　址：	(100191) 北京市海淀区学院路38号　北京大学医学部院内
电　　话：	发行部 010-82802230；图书邮购 010-82802495
网　　址：	http://www.pumpress.com.cn
E-mail：	booksale@bjmu.edu.cn
印　　刷：	北京信彩瑞禾印刷厂
经　　销：	新华书店
责任编辑：冯智勇　　责任校对：靳新强　　责任印制：李　啸	
开　　本：880 mm×1230 mm　1/32　印张：5.5　字数：143千字	
版　　次：2025年2月第1版　2025年2月第1次印刷	
书　　号：ISBN 978-7-5659-3362-2	
定　　价：38.00元	

版权所有，违者必究
（凡属质量问题请与本社发行部联系退换）

序言

在日新月异的现代医学领域，麻醉学扮演着重要的角色。它不仅肩负着确保手术顺利进行的重要使命，还拓展到疼痛诊疗、重症医学、急救复苏和麻醉治疗学等领域，为患者生命体征调控、疼痛管理和舒适化医疗提供坚实的保障。这本由北京大学第三医院麻醉科医护人员精心编写的科普书籍，旨在揭开麻醉学的神秘面纱，力求使更多患者及医护人员深入了解和认识麻醉学科的发展，对麻醉及其在医疗中的作用有更为清晰而深刻的认识。全书通过深入浅出的阐述，循序渐进，依次介绍了麻醉发展史、麻醉术前评估、麻醉管理、麻醉并发症、疼痛管理、麻醉恢复及恶性高热等相关知识。

本书的亮点在于运用通俗易懂的语言和丰富生动的插图，巧妙地将复杂的麻醉学知识以易于理解的形式展现，让读者能读懂、愿意读，在享受阅读乐趣的同时，了解麻醉学知识。这种编写风格，极大拓宽了麻醉学知识的传播范围，使麻醉学知识的传播更为广泛和有效。

在编写过程中，本书编写团队分工明确，通力合作。麻醉科医生凭借深厚的专业功底，负责麻醉专业知识的梳理；护理团队则从实际护理经验出发，提供宝贵意见并组织编写。医护密切配合，从不同视角切入，使本书内容更加全面、详实，贴近临床。本书不仅对麻醉学知识全面、深入地讲解，更在患者与医护人员之间架起了一座桥梁，帮助患者战胜因对麻醉未知而产生的恐惧。我们衷心希望，广大读者通过阅读本书能够激发对麻醉学的兴趣，加深对麻醉科医生、护士的理解，感受麻醉学在现代医学中的独特魅力。

衷心感谢编写团队和插图设计师，是他们共同铸就了这本图文并茂的科普书籍。我们相信本书一定会受到广大读者的欢迎。

李葆华　李　民　郭向阳

北京大学第三医院

前言

　　医学科普工作在健康中国建设中发挥着重要的作用。2023年3月,健康中国行动推进委员会办公室印发的《健康中国行动2023年工作要点》中指出,要深入推动健康科普规范化;国家卫生健康委员会提出鼓励医疗机构、医务工作者开展健康促进和健康教育工作。由此可见,医务工作者除治病救人外,还承担着健康科普的责任。

　　麻醉学是现代医学的重要组成部分,不仅为手术和疼痛管理提供了必要条件,还与我们的生活息息相关。从普通的拔牙、胃肠镜检查到各种手术的成功实施都离不开麻醉。众所周知,麻醉可不是打一针那么简单,针对麻醉科医生如何在手术前对患者进行全面而细致的评估、在手术过程中如何精准操作以确保患者安全,以及手术后如何有效镇痛等一系列关键问题,这本《麻醉医护说—讲讲麻醉的故事》为您一一解答,为您揭开麻醉学神秘的面纱。

　　本书由北京大学第三医院麻醉科医生和护士携手打造,采用轻松诙谐的写作风格,让原本晦涩难懂的专业知识瞬间变得生动有趣。它就像是一把神奇的钥匙,为您打开那扇通往麻醉世界的大门。书中穿插的精美插图宛如一个个可爱的小精灵,穿梭在优美的文字之间，使得内容更容易被理解，为读者带来轻松愉悦的阅读体验。书中汇集了大量读者关心的麻醉相关问题，每一个问题都经过精心挑选和梳理，凝聚着麻醉科医生、护士的心血和智慧。我们由衷地希望，在您为需要进行麻醉而担忧时，通过阅读本书，您能够消除心中的疑惑，从容地面对麻醉。

本书在编写过程中，承蒙李葆华主任、李民主任、郭向阳主任担任主审，并欣然应邀作序，谨代表全体编委对三位专家的指导和支持表示衷心感谢！

本书以科普宣讲为主，相较于专业书籍缺乏系统全面的描述，患者就诊时仍需以临床医生的综合评估为基础。书中难免存在疏漏或不足之处，敬请读者不吝赐教，以期后续修正。

张 静 邓 莹 郑虹彩 王 芳
北京大学第三医院麻醉科
北京市临床麻醉质量控制和改进中心
中国医疗保健国际交流促进会麻醉围术期医学分会

目录

第一章
导言

麻醉发展史 …………………………………… 002

第二章
麻醉术前评估

1　麻醉前吃喝有讲究 …………………………… 006
2　小小感冒，为何让麻醉科医生"如临大敌"？… 010
3　冠心病患者能接受非心脏手术吗？…………… 014
4　得了抑郁症还能接受麻醉吗？………………… 019

第三章
麻醉管理

1　了解"生命之管"如何在全身麻醉后帮你呼吸 …024
2　预防围手术期低体温，让手术也"温暖"……… 028
3　液体加温，让麻醉更有温度…………………… 033

4　手术背后的"隐形刺客"：围手术期过敏反应 … 038
5　生命之源：自体采血 …………………………… 042
6　生命之源：自体血回输 ………………………… 046
7　椎管内麻醉体位摆放有讲究 …………………… 050
8　镇静/麻醉胃肠镜，让您不再望镜生畏 ……… 053
9　麻醉下的温柔告别：无痛人流手术 …………… 058
10　药物外渗知多少 ………………………………… 062

第四章
麻醉并发症

1　术后恶心呕吐怕不怕？麻醉科医生来帮忙 ……… 070
2　全身麻醉术后"高血压"是真正的高血压吗？ … 073
3　认识低氧血症 …………………………………… 076
4　与健康的牙齿有个"约会" …………………… 080

第五章
疼痛管理

1　股神经阻滞，"泵"走疼痛 …………………… 086
2　股神经阻滞操作护理 …………………………… 088
3　站着痛，坐着痛，躺着也痛！解密镇痛利器——
　　镇痛泵 ……………………………………………… 092
4　术后疼痛扛不住了怎么办？别硬撑，专家教你
　　这样做 ……………………………………………… 096
5　分娩镇痛是否会给胎儿造成不利影响？ ……… 101

6　产后不痛，妈妈好轻松！如何选择合适的剖宫产术后镇痛方式？ …………………………………… 105
　　7　生娃不怕痛，了解一下分娩镇痛 ………………… 110

第六章
麻醉恢复

　　1　全身麻醉后苏醒场所——麻醉恢复室 ……………… 116
　　2　小宝贝的"梦醒"时刻：恢复室中的专业守护 … 119
　　3　术后嗓子疼，医生来帮忙 ……………………… 126
　　4　警惕术后伤口血肿 ……………………………… 128

第七章
罕见病：恶性高热

　　1　"致命的发热"——麻醉科医生漫谈恶性高热 ……… 134
　　2　恶性高热抢救用药"消火栓"模式 …………… 146
　　3　注射用丹曲林钠的使用及配制方法 …………… 150

第八章
安全管理

　　1　手术间医疗垃圾分类有讲究 …………………… 154
　　2　医护人员职业暴露知多少 ……………………… 158

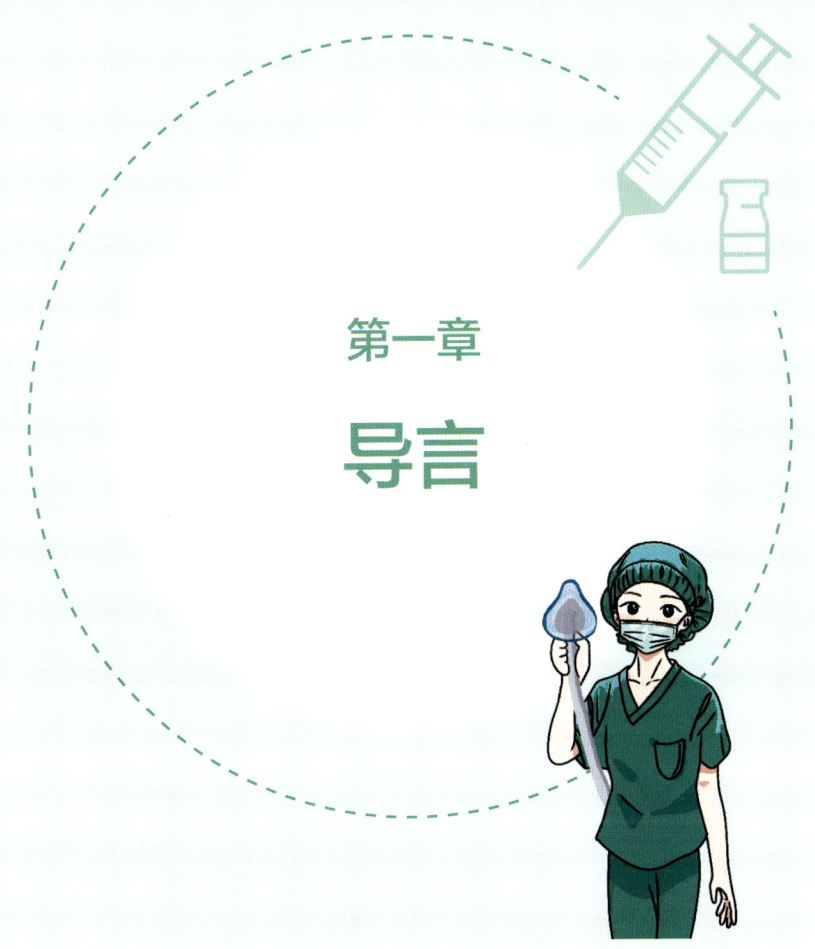

第一章

导言

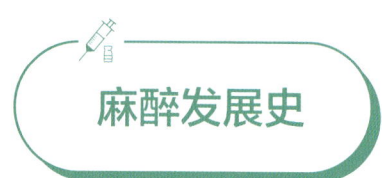

麻醉发展史

麻醉的历史可以追溯到古代文明时期,随着医学科学的发展,麻醉技术不断演变,成为现代医学中不可或缺的一部分。今天我们就来聊聊,在古代是如何进行麻醉的?麻醉又是如何发展的呢?

在古代,麻醉药物主要依赖于植物等天然物质。古埃及、古印度和古希腊的文献中都有关于使用麻醉剂的记载。例如,古埃及人使用罂粟或通过饮酒来减轻疼痛,古印度的《阿育吠陀》医学体系中也提到了一些植物的麻醉特性。在我国东汉末年,华佗就已使用麻沸散进行手术,口服麻沸散后患者失去知觉。虽然古代麻醉方法的效果与安全性存在争议,但一定程度上为现代医学的发展奠定了基础。

19世纪是麻醉史上一个重要的转折点。1846年10月16日,现代麻醉学的奠基人之一威廉·莫顿(William Morton)在波士顿的麻省总医院成功地使用乙醚吸入麻醉用于牙科手术,这一事件被认为是现代麻醉学发展的一个里程碑,标志着麻醉从应用传统的植物药物转向应用化学合成物质。自1998年起,每年的10月16日也被定为"世界麻醉日"。当前,尽管外科手术的范围和复杂性大大增加,但患者在手术中的痛苦越来越少,手术成功率稳步提高。

20世纪50年代至今,麻醉药物的研发不断推进,许多新型麻

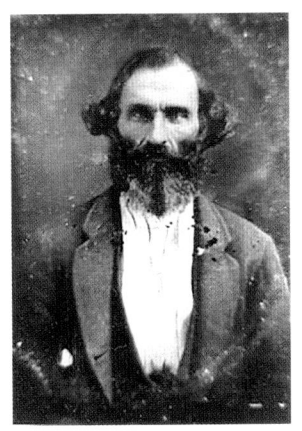
威廉·莫顿

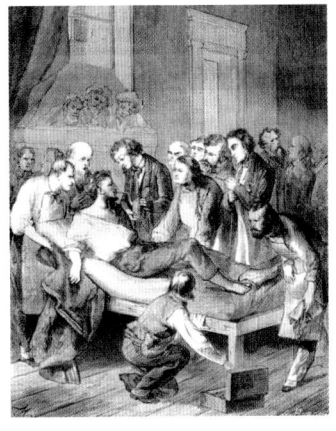
1846年，乙醚吸入麻醉

醉药物和辅助药物相继问世，如对心脏毒性小、安全的局麻药罗哌卡因，短效肌松药琥珀胆碱，非去极化肌松药罗库溴铵、顺阿曲库铵，吸入麻醉药氟烷，麻醉镇痛药芬太尼和瑞芬太尼，静脉麻醉药氯胺酮、依托咪酯、丙泊酚等，这些药物的合理使用使麻醉的效果更加精准和可控。此外，麻醉技术也在不断创新，现代麻醉监测设备使得麻醉科医生能够实时监测患者的心率、动静脉压、脉搏氧饱和度、呼气末二氧化碳分压等，作为麻醉中患者情况评估的参考指标，还包括体温监测、中心静脉压力监测、麻醉深度监测、肌松监测、血流动力学监测等，从而更好地管理麻醉过程。

麻醉是外科平台的重要枢纽，是患者围手术期生命安全的重要保障，同时在多学科团队（multi-disciplinary team，MDT）协作诊疗中发挥着关键作用。MDT核心理念是以患者为中心，由多学科专家共同讨论研究，为患者提供规范化、个体化、连续化的诊疗服务模式。麻醉的参与，不仅有助于全面综合评估患者疾病情况，为患者制订最佳麻醉方案；还有助于打破学科间壁垒，提高疑难重症和复杂疾病的诊疗效率和准确性，促进医院学科建设和医疗服务高质量发展。

此外，麻醉学科的范畴也在不断拓展与延伸，它涵盖了围手术期医学的多个领域，包括术前评估与优化、术中麻醉管理与生命支持、术后疼痛治疗与康复等环节，成为保障患者手术安全与促进术后快速康复的关键学科。同时，麻醉学在急救复苏、重症监护、疼痛诊疗等方面也发挥着不可或缺的重要作用，为挽救患者生命、改善患者生活质量贡献着力量。

麻醉的发展历程反映了医学科学的进步，麻醉技术的不断创新使得外科手术和其他医疗程序变得更加安全和舒适。从古代的天然药物到现代的高科技麻醉技术，麻醉学不断演变，以适应日益复杂的医疗需求。麻醉不仅改变了外科手术的面貌，也为医学的整体发展作出了重要贡献！

展望未来，麻醉学同样面临着新的挑战和机遇。随着科技的进步，人工智能和大数据分析有望在麻醉管理中发挥重要作用。通过对患者既往数据的分析，麻醉科医生能够更好地预测患者对麻醉药物的反应，进而提高麻醉的安全性和舒适性。

（李丹丹　张欣宇）

第二章
麻醉术前评估

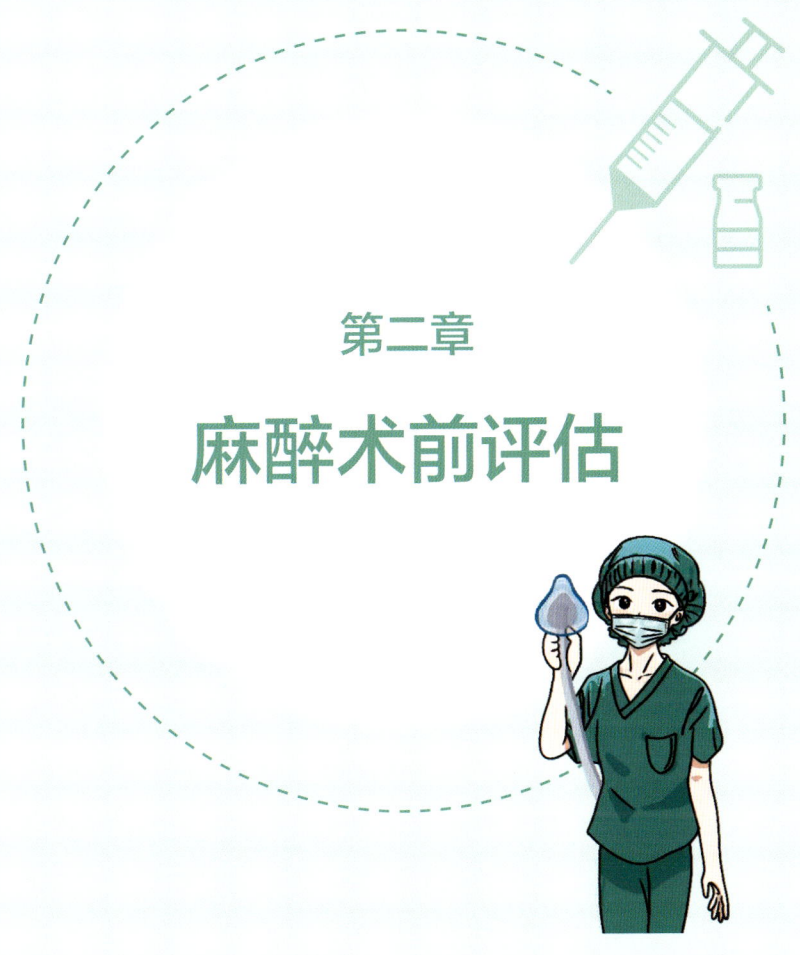

1 麻醉前吃喝有讲究

对于择期手术的患者，麻醉科医生术前访视时，通常会反复叮嘱一件事：手术前一定要禁食禁饮。进入手术室后，麻醉科医生也会再次确认禁食禁饮的时间是否满足要求。但是许多患者对于这个问题并不理解，存在着各种疑问。在这里，我们希望通过问答的方式，为大家解除疑惑，虽然吃喝是小事，但是对手术麻醉而言却大有讲究。

一、为什么术前需要禁食禁饮？

术前禁食禁饮的主要目的是防止麻醉及手术过程中出现胃内容物反流造成误吸。因为人体的气管和食管开口于咽部，当吞咽时，气管开口会关闭以防止食物进入气管，一旦有食物等异物进入气管，可以通过咳嗽来保持气道清洁和通畅。但是麻醉后，人体全身肌肉松弛，咳嗽反射也会减弱甚至消失，胃内容物会反流至口咽部，很容易误吸进入呼吸道，引起气道梗阻、吸入性肺炎，甚至危及生命。因此，术前禁食禁饮是保障手术患者生命安全的前提。

此外，除了麻醉相关因素外，行胃肠道手术的患者，术前需要更长时间的禁食禁饮来清除肠道内容物，甚至需要服用泻药、灌肠等保证肠道清洁度。

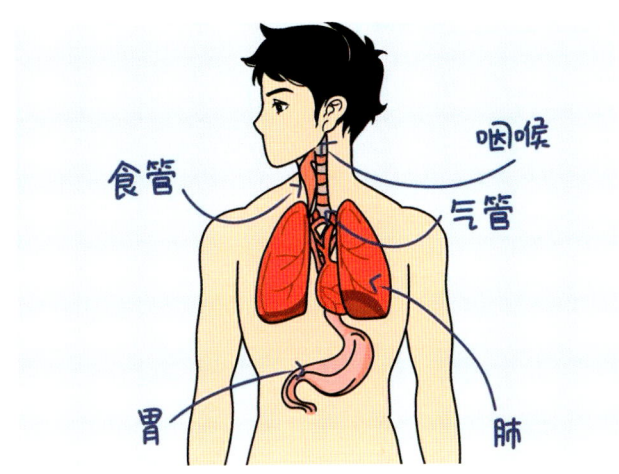

二、禁食禁饮的时间要多久？

术前禁食禁饮的时间与患者的年龄阶段和饮食种类有很大的关系，可以总结为以下几点。

1. 对于健康的婴儿、儿童和成人，在择期手术前，应保持禁饮清饮料2小时或更长时间。清饮料包括：水、无果肉果汁、碳酸饮料、富含碳水化合物的营养饮料、清茶和黑咖啡，且不应含酒精。

2. 对于健康的新生儿和婴儿，在择期手术前，应保持禁食母乳4小时或更长时间。

3. 对于新生儿、婴儿和儿童，在择期手术前，应保持禁食婴儿配方奶粉6小时或更长时间。

4. 凡是进食轻膳食（如烤面包）或非人乳的患者，需禁食禁饮6小时。如果患者摄入油炸食品、高脂肪食品或肉类，需要额外延长禁食时间（如8小时或更长时间）。

但是需要注意的是上述条件不适用于胃排空可能存在问题的

患者，例如妊娠、肥胖、糖尿病、裂孔疝、胃食管反流病、肠梗阻或经营养管肠内喂养等患者。

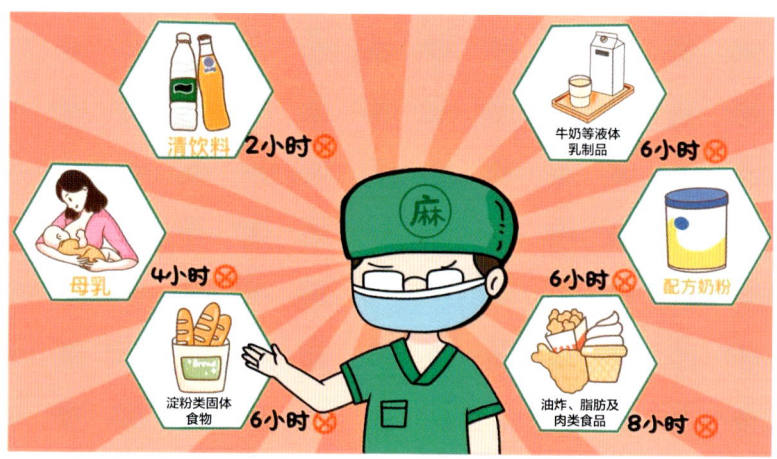

三、禁食禁饮时间是不是越长越好？

　　禁食禁饮时间并不是越长越好，还需要综合考虑患者的身体状态。长时间禁食禁饮可能会引起患者低血容量，导致患者在麻醉诱导过程中，出现血压下降等血流动力学波动，对婴幼儿以及合并有高血压、心脑血管疾病的患者会产生不利影响。部分患者可能会出现饥饿、口渴、焦虑等不适，降低患者的舒适度。对于特殊人群，可能会引起低血糖、胰岛素抵抗等，增加患者围手术期并发症发生概率及延长住院时间。

四、患有糖尿病，不吃东西容易低血糖，禁食禁饮的时间是否可以缩短？

　　这是不可以的。合并糖尿病的患者入院后的饮食管理应更为严格，不仅是为了使患者的血糖水平维持在适当范围，还因为糖尿病患者可能存在胃排空延迟的风险。此外，患者如果合并有糖尿病，医生会在术前根据患者的血糖水平、用药情况等对患者的用药方案进行适当调整，也可以通过静脉输液等方式避免患者出现血糖过高或过低的情况。

五、合并高血压、冠心病等疾病，术前能口服药物吗？能否饮水送服？

可以服药并饮水送服，但要遵医嘱进行。

许多患者术前合并有高血压、心脏病等疾病，平素长期口服药物治疗。这时候患者可能有疑问，"如果术前需要禁食禁饮，那手术前是否能够继续服用药物，服药时能否饮水送服？"其实是可以的，对于合并基础疾病的患者，术前医生会根据患者的病情，对患者的用药进行调整，部分药物术前可以常规服用，通常建议术前1~2小时服用口服药，在服用过程中可以饮小口清水送服，避免饮水量过多。

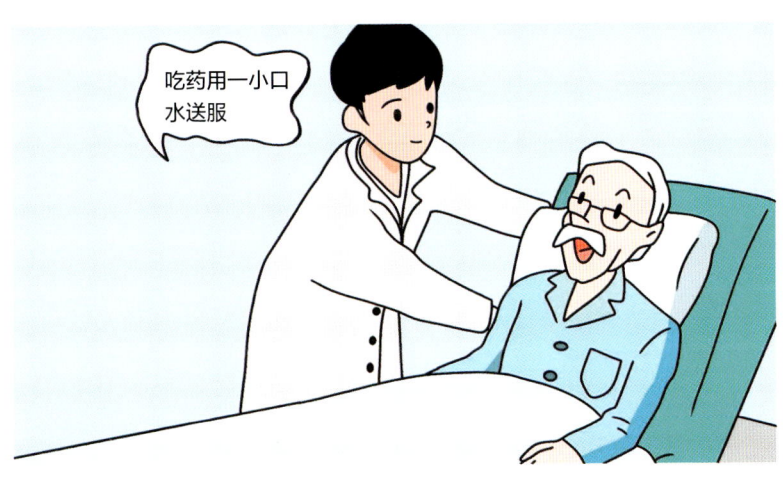

六、术前不小心吃了东西或喝了水，会导致手术取消吗？

如果术前吃了东西或喝了水，导致禁食禁饮时间不足，为保证患者安全，患者或家属一定要主动告知医生，不要隐瞒。医生会根据患者饮食时间和手术进行综合评估。对于择期手术，可适当延迟接入手术室时间，但是对于胃肠道准备要求较高的手术患者，需另择手术日期。

虽然吃喝是我们日常生活中最简单的事情，但对需要手术的患者而言，却是关乎生命的大事，需要引起患者及家属的重视，谨记禁食禁饮的时间限制，在关键时刻讲究起来，确保医疗安全。

（丛竹凯　刘凯茜）

2 小小感冒，为何让麻醉科医生"如临大敌"？

患者接受手术的前一日，麻醉科医生会访视患者，对患者的病史、术前检查化验做进一步了解，并对患者进行查体、麻醉风险评估。麻醉科医生在访视患者时，通常会提出问题："请问您最近有没有感冒呀？"

许多患者会疑惑，"为什么要问我有没有感冒呢？感冒对手术、麻醉会有很大的影响吗？"

今天，我们在这里为大家解密，看似小小的感冒为何会让麻醉科医生"如临大敌"。

一、首先我们要了解：什么是感冒？

感冒虽然在日常生活中很常见，但许多人其实并不了解它的真实面目。感冒在临床上有一个专业性的名字"上呼吸道感染"，它是由病毒、细菌等引起的一种常见感染性疾病。上呼吸道包括鼻、咽、喉；下呼吸道包括气管、支气管、肺。感冒通常发生在人过度疲劳、受凉、淋雨等各种不利条件下，因为此时人体全身或呼吸道局部防御功能降低，原已存在于上呼吸道或从外界而来的病毒或细菌会侵入人体迅速繁殖，诱发人体出现一系列症状，如流鼻涕、鼻塞、咳嗽、咽喉痛、打喷嚏、头痛、乏力和发热等。婴幼儿以及年老体弱、免疫功能低下的患者更容易出现上述情况。感冒的症状一般较轻，大约7天可自行缓解。但感冒时，当感染者咳嗽、打喷嚏时，会通过呼吸道飞沫将病毒、细菌等病原体传播到空气中，进而传播给周围的人。

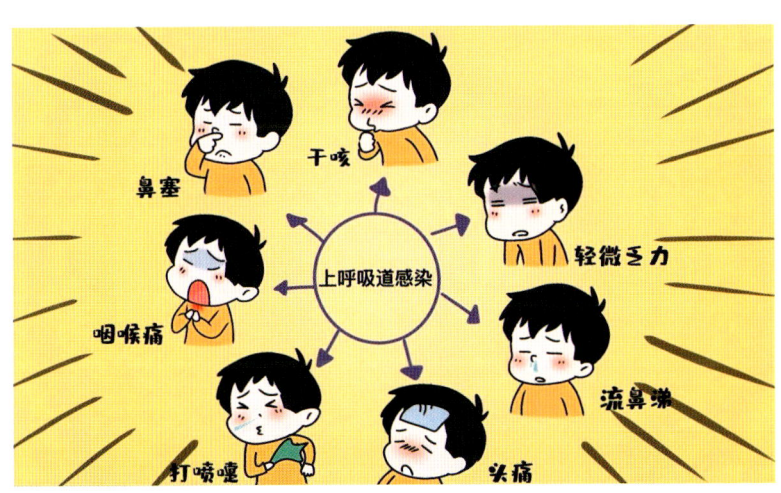

二、感冒时为什么不能进行麻醉？

感冒时不能进行麻醉，尤其是全身麻醉，主要是因为感冒可能会增加手术及麻醉的风险，导致气道阻塞、支气管痉挛、喉痉挛、呼吸道感染加重、呼吸衰竭、胸腔积液、肺不张等问题。

1. 呼吸道问题：感冒时，鼻腔和口腔分泌物会增多，易堵塞气道，同时呼吸道因感染处于高反应性状态，在全身麻醉过程中需要进行气管插管或喉罩置入时，容易诱发患者出现支气管痉挛或喉痉挛，患者会出现吸气性或呼气性呼吸困难，引起患者缺氧、二氧化碳蓄积，导致低氧血症、高碳酸血症、心律失常甚至心脏停搏，危及患者生命。

2. 加重呼吸道感染：感冒时，身体的免疫系统会受到损害，手术和麻醉会进一步削弱免疫功能，增加感染和发生并发症的风险。此外，气管导管置入过程中，可能会将上呼吸道感染区域的病原体带入到下呼吸道，引起感染扩散，患者术后发生支气管炎、肺炎的风险大大增加。

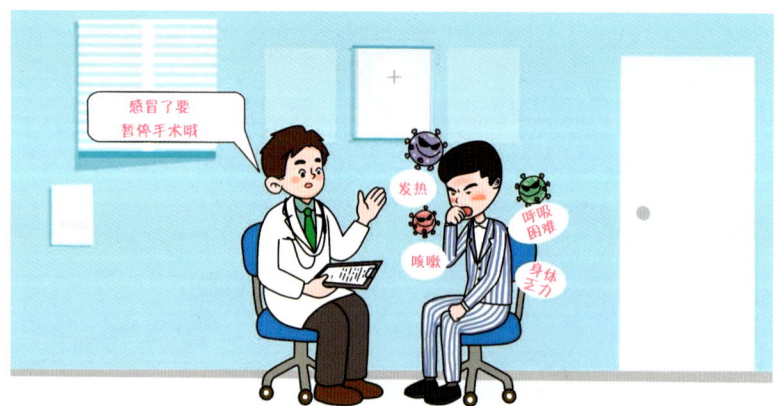

3. 机体代谢受影响：感冒时，患者通常会发热，身体处于应激状态，代谢率会增加，不仅会影响麻醉药物代谢速度和麻醉维持的效果，还会造成脱水和电解质紊乱等，增加术后并发症的发生风险。

三、感冒康复多久后才能接受麻醉？

鉴于上文提到的麻醉风险，目前针对上呼吸道感染，建议其症状消失2～4周后再行择期手术，如患者有喘息、严重咳嗽、咳痰等下呼吸道感染症状，必要时推迟4～6周再行择期手术。因此，虽然很多患者会跟麻醉科医生陈述自己已经完全康复，但是因为康复时间较短，麻醉科医生会建议推迟手术。虽然患者上呼吸道感染症状已经消失，但是其气道高反应性状态仍然存在，气道在高反应性状态下，在受到外界刺激时会出现气道收缩引起咳嗽、喘息、呼吸困难等症状，可引起患者缺氧，如处理不及时可引起窒息，危及患者生命。

综上所述，上呼吸道感染导致的呼吸道症状、呼吸功能受限以及感染控制等因素可能会增加全身麻醉的风险。如果患有感冒或其他呼吸道疾病，最好在病情好转后再考虑进行麻醉手术，以确保手术过程的安全和顺利。最终，是否进行手术麻醉应由专业医生根据实际情况做出决定。

（丛竹凯　李潇潇）

3 冠心病患者能接受非心脏手术吗？

"冠心病"全称"冠状动脉粥样硬化性心脏病"，是由于向心肌供血的血管—冠状动脉内脂质成分沉积引起冠状动脉粥样硬化，继而使血管管腔出现狭窄或阻塞，引起心肌缺血、缺氧甚至坏死。冠心病发作时，患者通常会出现胸口压榨性疼痛、胸闷、心跳加速或心律不齐，部分患者可能出现上腹痛、恶心、呕吐、打嗝或胃灼热（烧心）等不适。近年来随着人们生活水平的提高，生活方式的改变，冠心病的发生率也在逐年增加，已成为我国当前面临的严峻的健康威胁之一。同时，随着医疗技术的发展，冠心病患者行非心脏手术的适应证也愈来愈广泛，给麻醉围手术期管理带来挑战。患有冠心病还能接受非心脏手术吗？针对

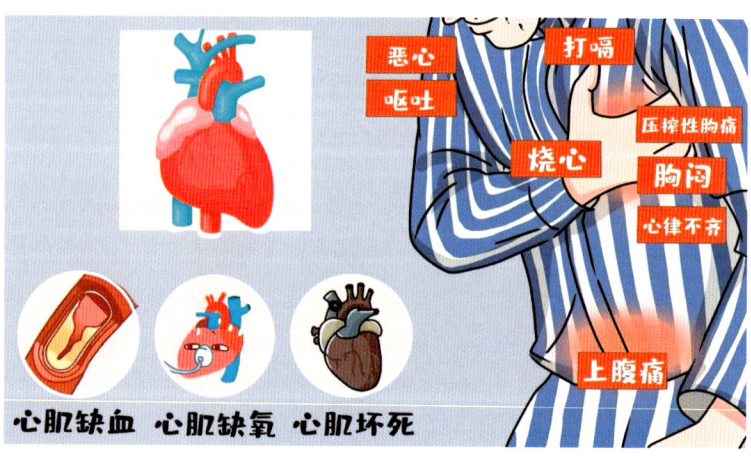

这个问题,我们为您进行详细解答。

所有患者麻醉前均需进行全面、详细的评估,麻醉科医生会综合考虑患者的症状、体征及检查化验结果,结合手术的复杂程度,评估冠心病患者的手术麻醉风险,在与外科医生和患者充分沟通后决定手术是否进行及确定麻醉方式。

一、完善的术前检查

完善的术前检查对麻醉科医生全面掌握患者病情具有重要意义。术前除对患者进行常规的术前化验和检查,评估患者全身各系统脏器的功能外,对于冠心病患者,麻醉科医生还会询问患者既往的活动量,活动后是否存在胸闷、胸痛等症状;超声心动图检查可以帮助麻醉科医生了解患者的心脏结构和功能;心肌酶、肌钙蛋白等检查,可提示患者的心肌是否存在损伤。此外,合并高血压、糖尿病等基础疾病,或者既往存在胸闷、胸痛的患者需要进行冠状动脉CT血管造影检查或者冠状动脉造影检查,专业的心功能检查可以使医生更直观地了解冠状动脉狭窄的程度,综

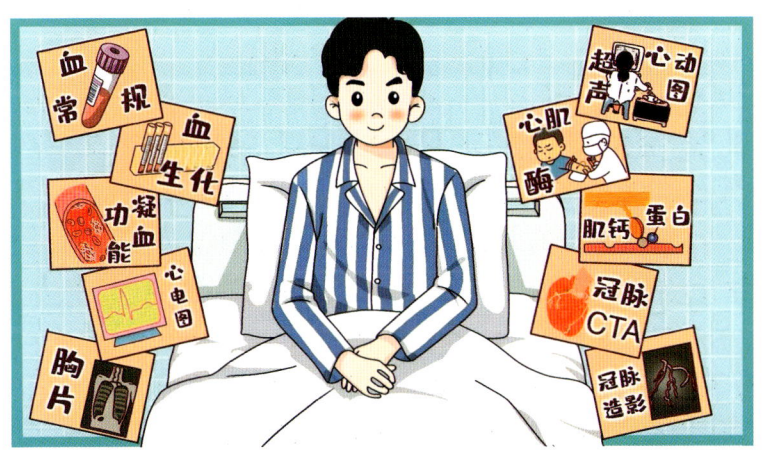

合考虑病情，麻醉科医生会评估患者的麻醉风险，并确定患者目前是否能耐受手术麻醉。

二、充分的术前准备

充分的术前准备是手术顺利开展的重要前提。对于冠心病患者有几点尤其值得关注：

1. 关于阿司匹林是否停药问题：血小板的主要功能是参与血液凝固和止血过程，血小板的激活与聚集在冠心病发生发展过程中具有重要作用。冠心病患者通常需要常规口服抗血小板药物，抗血小板药物阿司匹林联合血小板P2Y12受体抑制剂（氯吡格雷、替格瑞洛等）治疗被认为是预防冠心病患者心脏及全身缺血事件的"基石"。目前建议在平衡患者血栓和出血风险的基础上，整个围手术期不停用阿司匹林。但是对接受脊髓、神经外科和眼科等特殊类型手术的患者，建议酌情停用阿司匹林5天。

2. 合并高血压的冠心病患者：合并高血压的冠心病患者，围手术期血压应控制在一定范围内，过高或过低的血压会导致围手术期患者发生心肌缺血、心力衰竭及脑出血、脑梗死的风险性明显增加，通常建议术前血压控制在180/110 mmHg以下，并且建议服用降压药物如β受体阻滞剂（美托洛尔、阿替洛尔、比索洛尔等）、钙通道阻滞剂（氨氯地平、非洛地平、硝苯地平等）至手术当日。

3. 合并糖尿病的冠心病患者：建议将血糖及糖化血红蛋白控制在正常范围内，必要时停用降糖药物，改用胰岛素控制。

4. 冠状动脉介入治疗术后患者：对于冠状动脉支架植入术后的患者，为保证安全，通常建议将手术延迟。如果植入的是药物洗脱支架，因为术后需要使用更强的抗血小板药物，其治疗时间也更长，择期非心脏手术一般建议延迟1年；如果植入的是裸金属支架，择期非心脏手术建议30天后进行。8～30天前发生心肌梗死接受抗血小板治疗的患者，如果行肿瘤等限期手术，建议尽可能延迟到6周后。

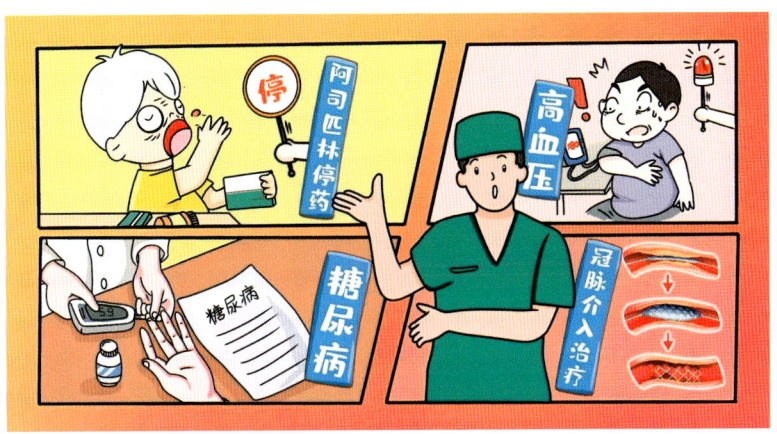

三、精细化的术中管理

精细化的术中管理为冠心病患者围手术期安全保驾护航。麻醉科医生对于冠心病患者行非心脏手术的麻醉管理会遵循一个总体的原则：保持心肌氧供需之间的平衡，即尽可能地减少心脏做功，降低氧耗，同时给心肌提供足够的氧气，保证心脏跳动过程中原料的充足。因此，麻醉科医生需要注意的事项如下：

1. 血压方面：避免血压过高或过低波动，两者均会导致心肌对氧的需求增加，但是供给的氧气减少，打破氧供需的平衡。因此，一般建议血压维持在基础血压值±20%范围内，或维持平均动脉压在75～95 mmHg。

2. 心率方面：心率过快会导致心脏舒张期缩短，减少回心血量，也会减少冠状动脉血液供应，增加心肌的氧耗。因此，建议术中将患者的心率控制在50～80次/分。

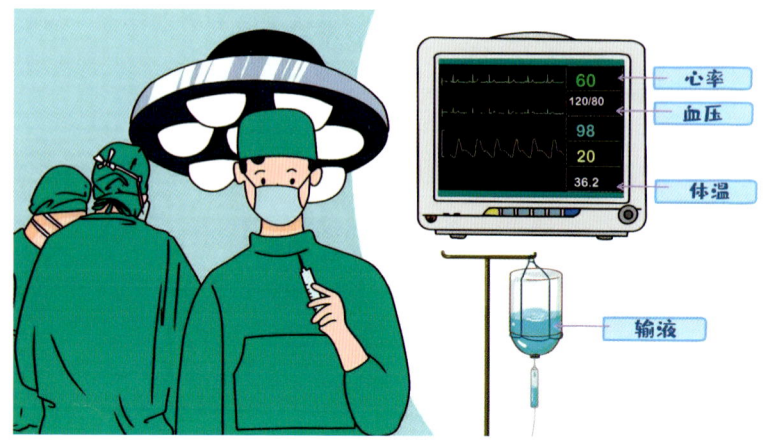

3. **容量管理**：适当补充液体，保证人体组织有足够的血液灌注，避免补液过多，增加心脏的负担。同时，血红蛋白作为人体氧运输的重要载体，为维持心肌氧供，建议保证患者血红蛋白含量≥80 g/L，若合并心功能不全，建议血红蛋白含量≥100 g/L。

4. **体温管理**：麻醉会导致患者体温调节失衡，引起患者体温降低，而低体温可导致心肌缺血、心肌梗死、室性心律失常和麻醉后苏醒延迟等问题的发生，因此建议术中使用加温及保温装置，避免低体温发生。

5. **其他方面**：麻醉科医生还需要对患者术中呼气末二氧化碳进行监测，同时通过动脉血气分析监测血钾、血镁、血钙水平，根据医嘱进行补充。

综上所述，冠心病患者可以行非心脏手术，但术前需要麻醉科医生、外科医生进行综合评估，并在做好完善的术前检查和充分的术前准备的基础上进行手术。患者术中的管理对麻醉科医生而言同样是一种考验，麻醉科医生应在保持心肌氧供需平衡的基础上及时处理相关问题，为患者的生命安全提供保障。

（丛竹凯　李潇潇）

4 得了抑郁症还能接受麻醉吗？

在现代医疗领域，麻醉在众多手术和医疗操作中发挥着至关重要的作用，它能有效保障患者在无痛且相对舒适的状态下顺利接受治疗。然而，当抑郁症患者面临麻醉时，会引发一系列问题，其中最为集中的问题是：抑郁症患者还可以接受麻醉吗？答案是肯定的，但这需要进行相关必要的检查、全面的评估、多科室会诊。

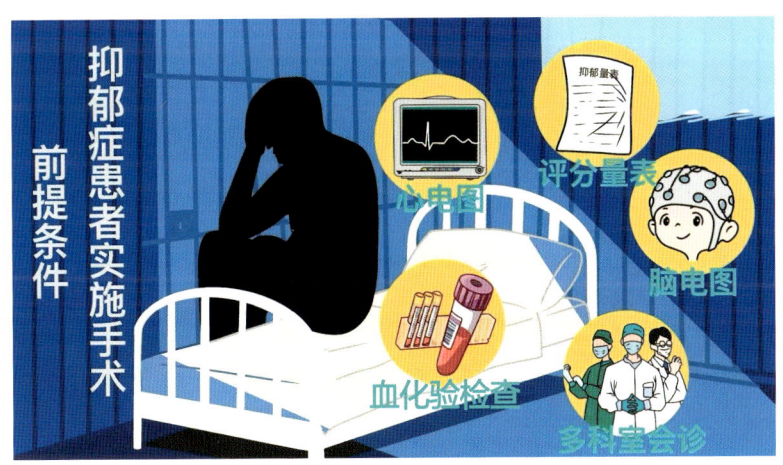

首先必须明确的是，抑郁症本身通常并不会成为患者接受麻醉的绝对禁忌。然而，抑郁症患者大多正在服用各类抗抑郁药物，而这些药物与麻醉药物之间可能存在复杂的作用关系，从而

对麻醉的效果和安全性产生影响。部分常见的抗抑郁药物类别，例如单胺氧化酶抑制剂（MAOIs），若与特定的麻醉药物同时使用，极有可能引发血压剧烈波动、心律失常等严重的不良反应。正因如此，在行麻醉操作前，患者务必向麻醉科医生详尽且如实告知正在服用的抗抑郁药物的具体种类、剂量以及用药的持续时间。只有这样，麻醉科医生才能做出精准的判断，对麻醉方案进行合理的调整。

其次，抑郁症患者的整体身体状态需要被全面考虑。长期遭受抑郁症困扰的患者，其心血管系统、免疫系统以及代谢功能等方面均会受到不同程度的影响，进而显著增加手术和麻醉过程中的潜在风险。举例来说，抑郁症患者可能存在心率变异性降低、自主神经功能失调等状况，在麻醉期间极有可能导致循环的剧烈波动，麻醉期间管理受到很大挑战，风险大大增加。

与此同时，抑郁症患者的心理状态也绝不能被忽视。他们相较于普通患者，可能会对手术和麻醉过程产生更为强烈的焦虑和恐惧情绪。这种过度的心理应激不仅会大幅增加麻醉操作的难度，还可能对术后的康复进程产生不利影响。鉴于此，在手术前，提供充分的心理支持和积极的干预措施显得尤为重要。麻醉科医生和手术团队应当与患者展开深入且坦诚的沟通交流，为其提供详尽的心理安慰与科学合理的解释说明。在必要情况下，应当邀请专业的心理医生参与评估和干预，以帮助患者缓解紧张情绪，建立积极的心理预期。

对抑郁症患者实施麻醉时，麻醉科医生会依据患者个体的具体情况，量身定制极具个性化的麻醉方案。这不仅包括精心挑选最为适宜的麻醉药物和麻醉方式，还需要在麻醉过程中对患者的各项生命体征进行严密监测。此外，术后提供细致入微的护理服务以及科学有效的疼痛管理措施，对于促进患者的快速康复同样

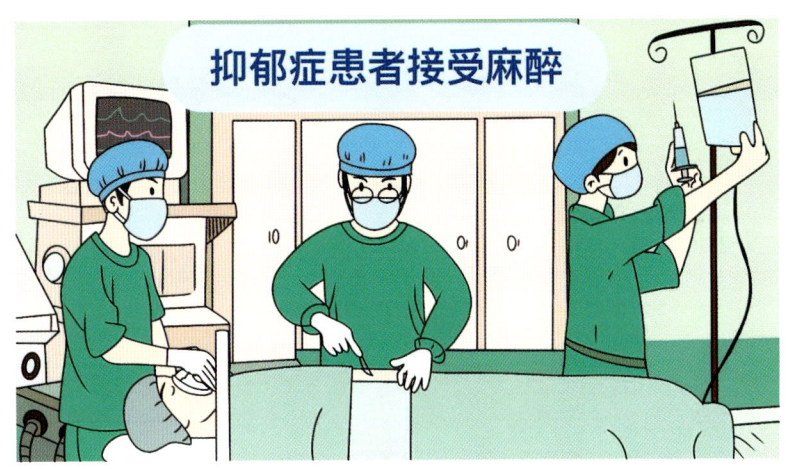

具有重要的意义。

综上所述，抑郁症患者接受麻醉是可行的，但务必在术前进行全方位、多角度的综合评估和精心准备。患者、家属与整个医疗、护理团队之间保持密切、充分且有效的沟通和协作，是确保麻醉安全以及手术成功的核心及关键所在。

通过全面评估患者的病情发展、用药详情、身体功能以及心理状态等诸多因素，进而制定出个体化的麻醉方案，能够最大限度地保障抑郁症患者在麻醉和手术过程中的生命安全与身体健康，为患者顺利康复奠定坚实基础。

（邓　莹　刘凯茜）

第三章
麻醉管理

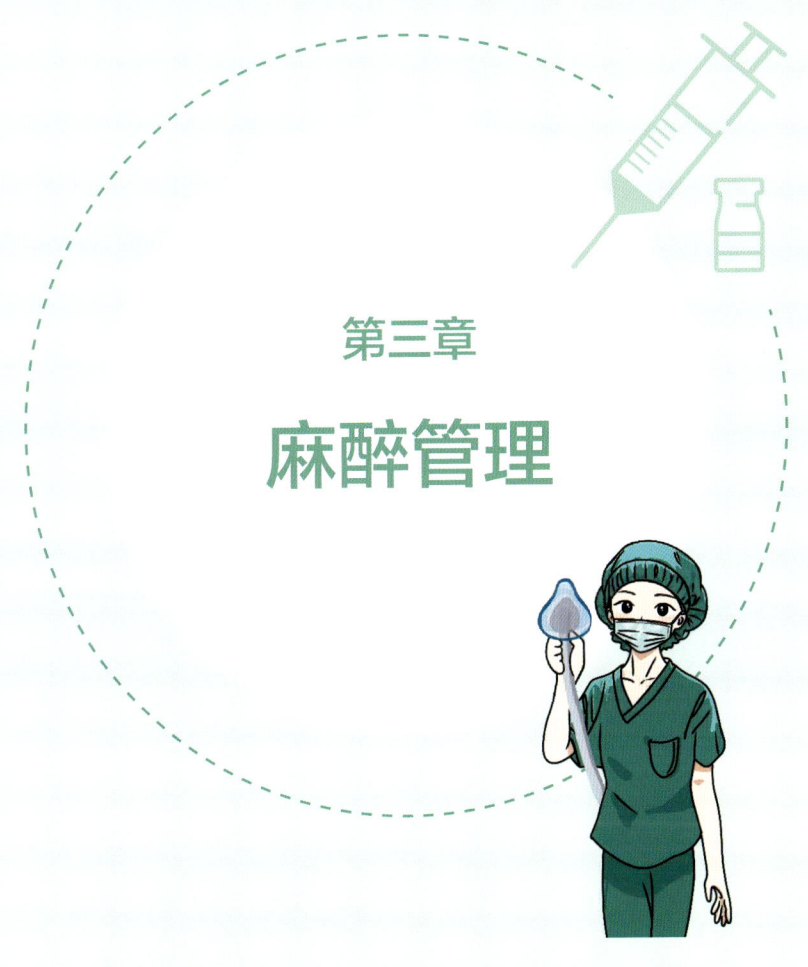

1 了解"生命之管"如何在全身麻醉后帮你呼吸

一根导管可以维系人的生命？很多人对此感到不解，大多数人并不了解麻醉科医生是如何利用这根管子来建立起术中的呼吸通路的，今天让我们来揭秘这根具有重要意义的神秘导管——气管导管。

气管插管技术是指将气管导管通过声门置入气管或者支气管，为保证患者呼吸道通畅、通气供氧、呼吸道吸引等提供较好的条件，被广泛应用于全身麻醉的手术以及救治各种原因导致的呼吸功能障碍的患者。气管插管第一次被明确记录用于临床治疗距今已有100余年的历史，随着麻醉技术的不断进步，气管导管

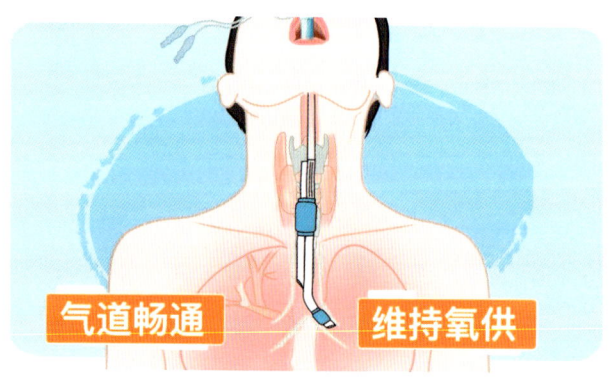

从无到有，从最初简单的金属或橡胶导管演变成为各种不同型号、角度、硬度、长度及材质的气管导管，为开展外科新术式奠定了良好的基础，同时也更好地保障了患者的安全。

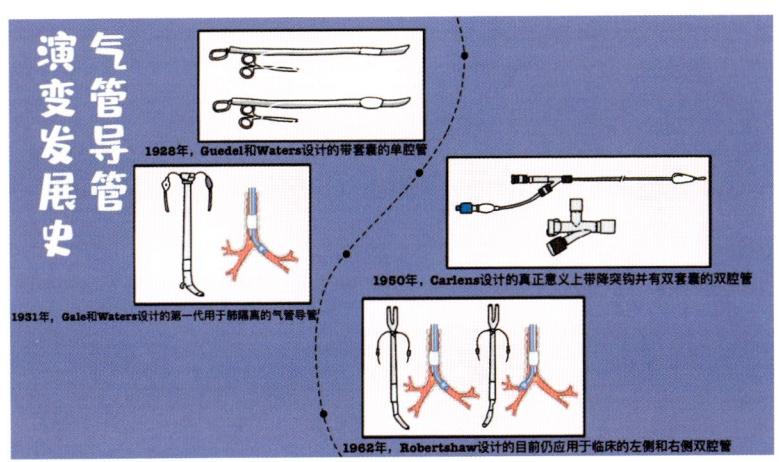

在临床工作中，麻醉科医生通常需要对全身麻醉患者进行术前访视，目的是对患者进行专业的身体评估，告知相关的风险并签署麻醉知情同意书，而此时患者经常会问"为什么要在嘴里插管子呢？""可以不插管吗？""手术后嗓子会不舒服吗？"等诸多问题。面对这样的疑惑，我们首先需要解释什么是全身麻醉。全身麻醉是使患者达到充分的镇静、镇痛和肌肉松弛状态，麻醉科医生需要维持合适的麻醉深度，保证患者顺利接受手术，这个过程伴随患者自主呼吸、吞咽和咳嗽等保护性反射的消失。此时，进行气管插管建立人工气道是十分必要的，通过麻醉机控制通气功能，气管导管以及麻醉回路将氧气按照设定好的浓度、容量、频率传输至患者的肺部进行气体交换，代替自主呼吸维持机体氧合。全身麻醉时，吸入性麻醉药物在麻醉维持过程中占据主导地位，与静脉麻醉药物复合使用可以产生更加稳定的麻醉效果，其应用有赖于人工气道的建立。实际上,并不是所有的患者都会做到令人满意的术前准备,例如充足的禁食禁饮时间,尤其是急诊手术患者或者是消化道功能异常的患者。胃内残留的食物和液体有可能因为麻醉后保护性反射的消失发生反流,这时如果没有及时封闭气道,则可能导致反流物误吸进入呼吸道和肺部,最终导致严重的呼吸功能损伤。清醒状态下气管插管或辅以特定手法的快速序贯诱导气管插管则可有效避免此种情况的发生。

为了确保患者麻醉状态下的安全并保证外科医生能够顺利完成手术,正确选择气管导管是关键要素之一。对于绝大多数手术,普通的气管导管即可具备完善的气道管理功能。甲状腺、鼻咽部手术等需要在头颈部位操作的手术,凸出的气管导管及麻醉回路会影响无菌单的铺盖及外科医生的操作,在此过程中可能引起气管导管打折,从而影响患者术中通气,为了解决这个问题,异形气管导管和钢丝加强型气管导管便应运而生。前者依靠其特定的弧度贴合患者脸部,后者则具备强大的柔韧性和抗挤压特性,这些特点大大减少了麻醉科医生在气道管理上来自手术部位或手术体位限制的困扰。值得注意的是,还有一个特殊部位的手术使麻醉科医生面临很大挑战,那就是肺部手术。吸气时膨胀的肺会严重影响手术视野及操作,但患者也不能因此而停止呼吸运动。这时,双腔支气管导管的出现便有效解决了这个难题,由此实现的肺隔离技术也在麻醉科医生进行气道管理的发展上具有里程碑式的意义。

然而,气管插管也并不是百利而无一害。为了保证患者围手术期的安全,麻醉科医生需要不断地提升自身技能,但这依然不能完全避免一些并发症的发生。进行术前访视时,麻醉科医生都会询问患者有无松动的牙齿以及交代牙齿损伤的风险,但很多患者会对此感到诧异:难道做个手术,牙还会掉吗?这是因为我们

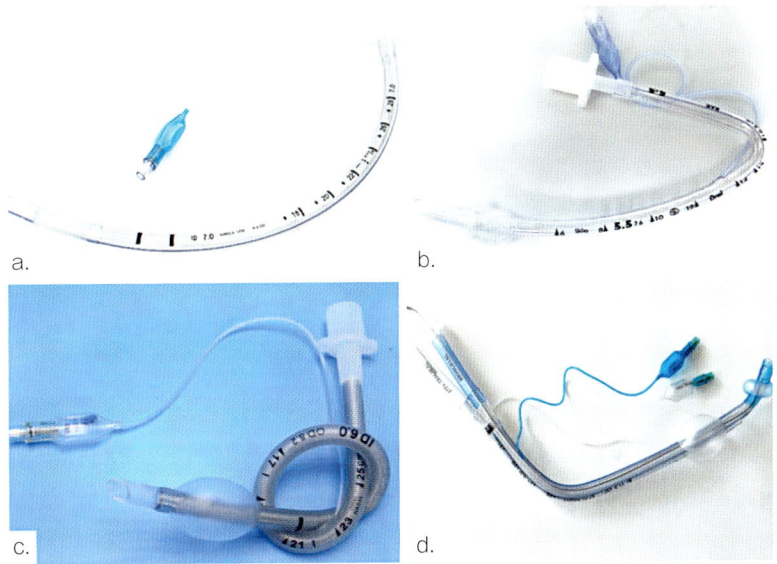

a. 普通气管导管；b. 异形气管导管；c. 钢丝加强型气管导管；d. 双腔支气管导管

在进行气管插管时会使用喉镜打开口腔，如果有松动的门齿，那么在置入喉镜的过程中可能导致牙齿更加松动甚至直接脱落。有的患者还发现手术结束回到病房后咽喉部会隐隐作痛或者有异物感，这也是由于进行气管插管时，喉镜或导管进入的过程中可能对口腔咽喉部黏膜造成轻微的损伤。

对于绝大部分手术，麻醉科医生都会在结束时对患者进行充分评估然后拔除气管导管，所以很多患者并不清楚气管插管及拔管这一过程。但这也是麻醉科医生守护患者生命的责任和意义，让患者远离疼痛，守护患者的每一次呼吸。

（邱　琳　张欣宇）

2 预防围手术期低体温，让手术也"温暖"

围手术期低体温，又称围手术期意外低体温（inadvertent perioperative hypothermia，IPH），是指在围手术期内任何时间发生的非计划性的对机体有害的体温下降，患者核心温度低于36.0℃，但不包括治疗性或计划性低体温。患者在接受手术过程中，麻醉科医生不仅要密切监测围手术期患者麻醉深度，保障患者安全，还要格外重视患者核心体温的变化。在此，我们将为您解答关于围手术期低体温的相关问题。

一、患者被接入手术室，第一感觉就是手术间内很冷，究竟为什么要把手术间室温控制的那样低呢？

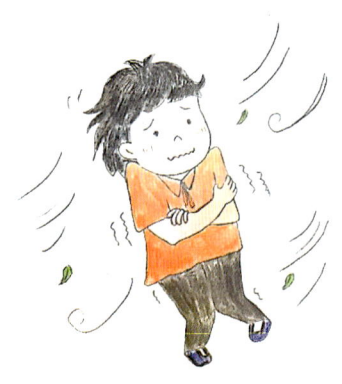

手术间内的温度通常会设置在22~25℃，温度设置在此范围内是有科学依据的，原因是：

1. **手术间内温度的控制，能确保手术间内无菌**：较低的室内温度有助于控制细菌和病毒在空气中的传播，从而降低手术患者伤口感染的风险。

2. **手术间内温度的控制，可提高医护人员专注度**：手术间内设备的使用、照射的灯光均会产生热量，因此需要手术间内保持相对较低的温度，有助于医护人员手术过程中更能专注于手术。

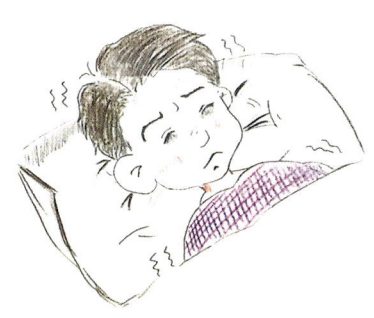

二、患者为什么会发生围手术期低体温？

围手术期低体温的发病机制比较复杂，主要与以下因素有关：

1. **麻醉药物因素**：麻醉药物可以抑制体温调节中枢，抑制血管收缩，使患者机体热量散失，阻滞运动神经，减少肌肉运动和张力，肌肉松弛后机体产热减少导致体温下降。

2. **手术创伤因素**：手术创伤会导致机体代谢率增加，热量消耗增加，从而导致体温下降；裸露皮肤面积过大时、大手术体腔（胸腹腔）长时间开放暴露等因素，会导致患者热量丢失，体温下降。

3. **手术环境因素**：手术间的适宜温度为22~25℃，当室温

<21℃和（或）全身麻醉手术时间>3小时，患者核心温度通常会下降至36℃以下。

4. 冷稀释作用：使用大量冲洗液的手术，室温冲洗液可以将冲洗部位周围的温度降低10℃左右，大量输入室温下的液体或血液均可导致患者核心温度的下降。

三、当患者发生低体温，除寒战、发冷，舒适度下降外，会不会对身体或者手术带来影响或者危害？

研究表明，围手术期低体温会导致诸多不良结局：

1. 输血需求：随着患者核心温度的下降，凝血因子活性、血小板功能、纤溶系统功能等受损，会引起患者围手术期凝血功能障碍。体温过低引起的凝血功能障碍也进一步增加了输血的需求。患者核心体温每降低1℃，失血量约增加20%，输血的相对风险增加约22%。

2. 伤口感染：低体温患者较普通患者外科伤口感染率显著升高，造成患者住院时间延长，医疗费用增长，医患纠纷增加。

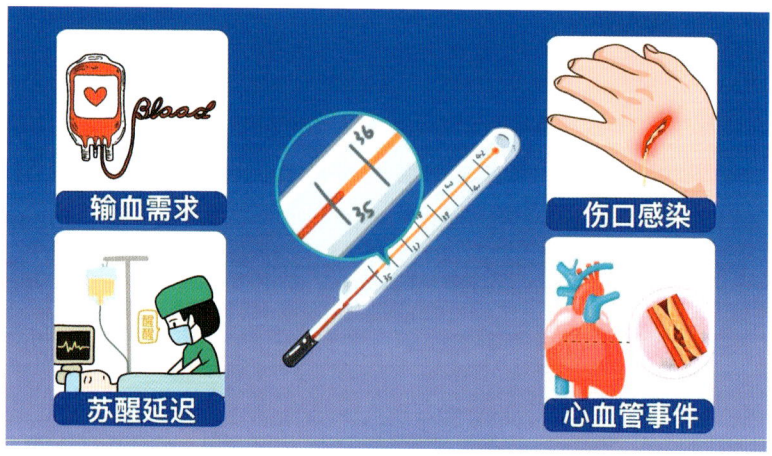

3. 苏醒延迟：低体温会影响麻醉药物的作用时间，减缓药物的代谢速度，造成患者的苏醒延迟，延长患者在麻醉恢复室停留时间。

4. 心血管事件：围手术期低体温会导致心血管事件增加，如心肌缺血、心肌梗死、心脏停搏等。

四、在围手术期，麻醉科的医护人员应该采取哪些保温措施，预防患者出现低体温？患者发生低体温后，应该怎样做呢？

1. 调节手术间温度：手术间温度可动态调整，当患者进入到手术室区域内，包括麻醉准备间、手术间、麻醉恢复室等，医护人员在保障手术安全的前提下，会尽量调节环境温度至患者的适宜温度。若患者感到寒冷不适，可及时告知医护人员，医护人员将采取进一步保温措施，减少患者机体散热。

2. 术中体温监测：在手术过程中，麻醉科医生会使用无创体温监测设备，将体温传感器贴于患者的远端食管、鼻咽或鼓膜

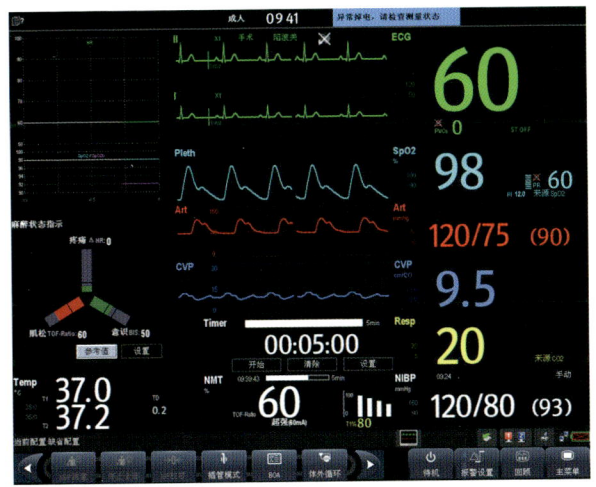

外,这些监测部位更能精准地反映患者的核心体温。核心体温数据将传输至监护仪,自动记录在麻醉记录单上,从而能及时发现患者核心体温的变化,并采取相应的措施。这种动态、实时的监测有助于防止患者出现低体温,减少并发症发生的风险。

3. **主动保温**:在手术前及手术后,医护人员会给患者实施主动保温措施,例如戴一次性帽子、加盖棉被等;在手术过程中,医护人员也会在患者非手术部位覆盖棉毯、手术单等,这可减少患者机体30%的热量散失。

4. **使用加温毯**:当麻醉科医生预估患者手术时间较长时,加温毯的使用非常重要。加温毯主要由两部分组成:供暖的主机、传递热空气的加温毯。加温毯通常由柔软的材质制成,在手术过程中会铺在患者身下或者盖在患者非手术部位,主机对空气加温通过通风管传导至加温毯中,再进行热空气循环加热传递到患者体表。

5. **输血/输液加温仪**:当患者进入到手术室后,护士会遵医嘱给予患者开放外周静脉。手术过程中,麻醉科医生则会应用输血/输液加温仪,对输注的液体进行加温。输血/输液加温仪是通过传热板将热量经过凹槽内的输液管路传递给管内连续流动的液体或血液,从而对输液或输血管路进行加温。输注加温液体对患

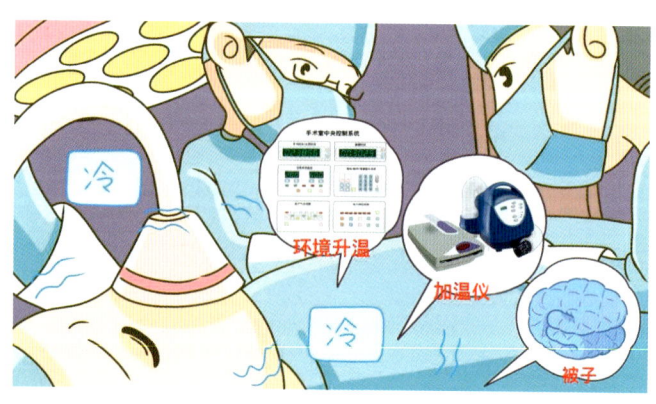

者发生低体温起到积极的防治作用，输注与体温相同或略高于体温的液体可以有效减少热量的丢失。

当患者在手术室内感到寒冷不适时，可以及时告知医护人员，医护人员会采取适宜的保暖措施，确保机体的温度稳定。在手术过程中，医护人员不仅是医疗技术的执行者，更是患者心灵的抚慰者、生命质量的守护者。医护人员会以高度的专业素养与深厚的人文情怀，为患者筑起一道坚实的防线，为手术安全与恢复健康保驾护航。

（于雪瑶　霍金金）

3　液体加温，让麻醉更有温度

想象一下，如果你处在一个冰冷的手术间内，周围是几位穿着绿色手术服的医生和护士，而你，正躺在手术台上，准备接受一场重要的手术。这时你可能会想："我很冷，需要一点温暖。"

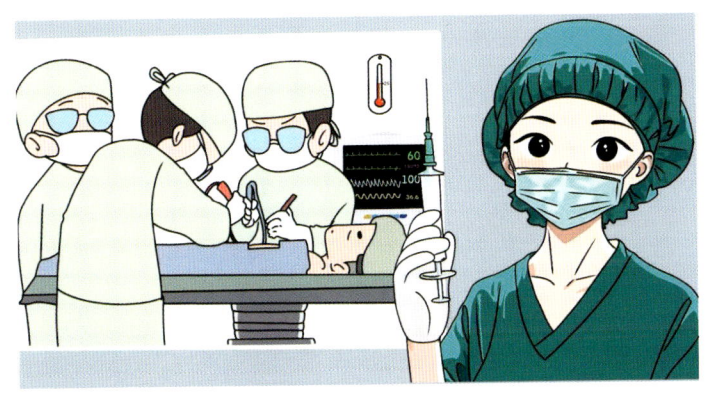

别担心，手术室里有一个秘密武器——输血/输液加温仪，确保你在手术中感到温暖和舒适。手术中，液体的输入对于患者来说是一个重要的环节，室温下放置的液体如果直接输注到患者体内，会使机体散热增加，引发寒战，出现相关并发症。如果能把输入患者体内的液体进行加温，减少液体对患者体温的影响，提高患者的舒适度，对预后也有积极的影响。因此，当你躺在手术台上，感受到那股温暖的液体缓缓流入体内，内心也许会涌现出一丝暖流。有这样一台加温设备默默守护着患者，让患者在这场与疾病的战斗中，感受到温暖的力量。

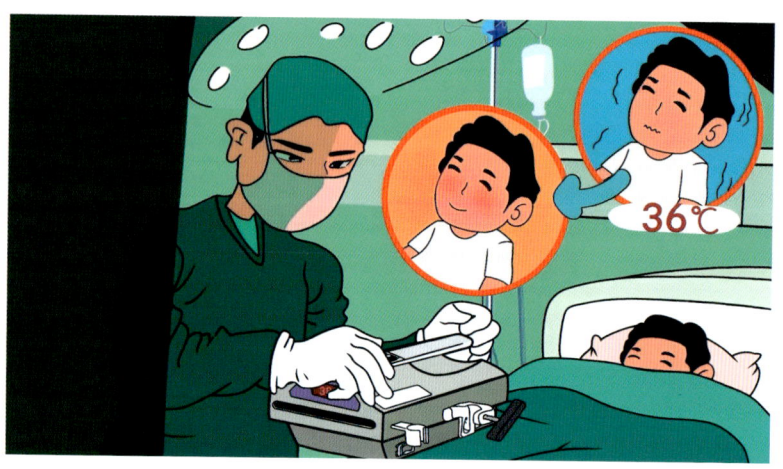

一、输血/输液加温仪的工作原理是什么？

输血/输液加温仪的工作原理并不复杂。它通过传热板的热量将输液管道内的液体加热到一个安全的温度范围，然后输送到患者体内，帮助患者维持体温。当输液速度在0～5 ml/min时，输出温度恒定在37℃左右，这个温度与人体正常体温相近。

二、哪些情况下需要使用输血/输液加温仪？

1. **大量输液**：输液时，就像是给身体"加油"，但"油"太冷了，汽车就发动不起来。所以，当输液量超过500 ml时，我们就需要使用加温设备，让这"油"温暖起来，身体才能更好地吸收。

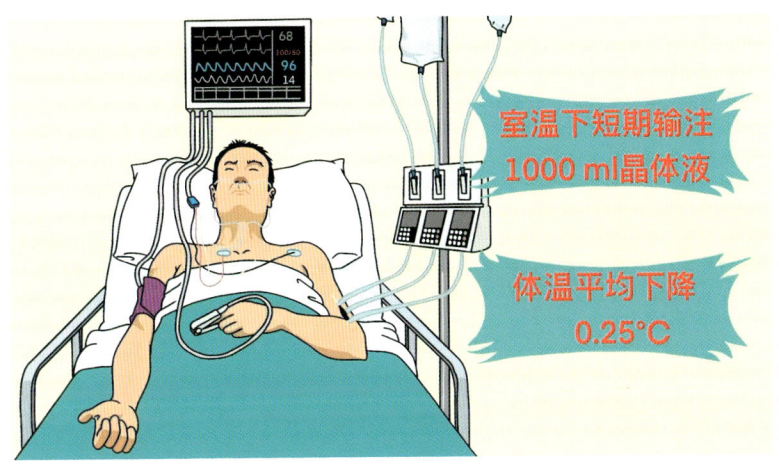

2. **快速输液**：手术麻醉过程中，当患者病情发生变化，麻醉科医生开出医嘱需要快速补液时，就像给小树苗浇水，我们需要细心地调整水流的速度，以确保水分能均匀地渗透到土壤中，让树苗茁壮成长。如果水太冷，可能会让小树苗受到冷害；如果水太热，则可能会烫伤幼嫩的根须。尤其是小朋友，他们更加脆弱，需要我们更加关注输液温度，确保他们身体舒适，更快地康复。

3. **特定疾病**：换血疗法对新生儿而言，仿佛是换上了一块全新的"能量源"。但如果这个新"能量源"温度过低，可能会影响新生儿的生理功能。对于冷抗体型自身免疫性溶血性贫血患者，他们的身体需要额外的"温暖"来维持正常运作，就像在寒冷的环境中需要多穿几层衣服一样。预热血液，就像给他们提供了必要的"温暖"，帮助他们更好地适应和恢复。

4. 特殊人群：特别值得注意的是，新生儿、婴儿、老年人，这些群体的体温调节能力弱，像温室里的花朵，需要更多的呵护。他们更容易受到寒冷的影响，所以在输液时，保温尤为重要。

三、输血/输液加温仪的优点有哪些？

1. 温暖的拥抱：把液体加温到接近人体的温度，就像是给身体一个温暖的拥抱，能有效防止身体"感冒"，让伤口愈合得更快，减少感染的风险。

2. "多面手"：这种加温仪器就像是多才多艺的艺术家，无论是成人输血、输液，还是儿童和新生儿的输液，都能派上用场，适用范围广泛。

3. 精准的温度管家：它能精确控制液体的温度，就像是个智能的管家，确保输液过程中的温度始终稳定，误差控制在±0.5℃以内，让每一次输液安全又可靠。

4. 快速加温：加温速度快，2分钟内就能达到37℃，省时又方便，给患者带来更舒适的体验，同时也保证了输血/输液的安全性。

四、输血/输液加温仪的禁忌证

1. 特殊药物：有些药物就像娇嫩的花朵，需要特别的保护。加热后的输液可能会让这些药物的"保护伞"受损，影响它们的"开花效果"。所以，对于这些需要特别保护的药物，我们得避免使用加温设备。

2. 特殊人群：发热或心肺功能不全的患者，他们体内的情况就像是一场正在上演的"风暴"。在这种情况下，使用加温设备可能会加剧"风暴"的强度，因此要特别小心，避免使用，以免给身体带来更大的压力。

五、使用输血/输液加温仪存在哪些风险？

1. 致命的隐形敌人：加温液体时，应防止空气进入，以免形成空气栓塞。这就像是在血液的河流中放入了隐形的石头，可能会阻碍血液的正常流动，增加风险。

2. 细菌的潜伏地：在加温过程中，如操作不当，会给细菌提供温暖舒适的"家"，增加感染风险。这就像是在温暖的土壤中播下了细菌的种子，需小心防范。

3. 红细胞的"热伤风"：如果加热温度过高或时间过长，红细胞可能会遭受热损伤，发生溶血，就像是红细胞得了"热伤风"，需要避免。

在静谧的手术室中，输血/输液加温仪以其无声的关怀，为患者抵御寒冷，守护着一份温暖与安全。它的存在，不仅提升了患者的舒适度，更体现了医疗科技对生命的尊重与呵护。

（赵美玉　杨可心）

4 手术背后的"隐形刺客":围手术期过敏反应

患者: 医生,什么是围手术期过敏反应呀?

麻醉科医生: 我们常说的围手术期是指从术前准备、手术到术后恢复的整个过程,这期间发生的过敏反应均被称为围手术期过敏反应。一般来说,过敏反应(anaphylaxis)是身体免疫系统对环境的过度反应。从专业角度上讲,这一过程涉及由IgE介导的肥大细胞及嗜碱性粒细胞脱颗粒释放生物活性物质引起的突发的、累及全身的免疫反应,非IgE介导的统称为类过敏反应。

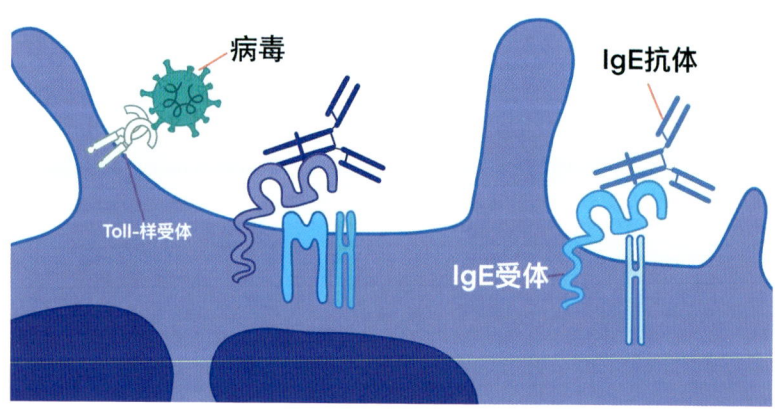

患者：为什么麻醉科医生如此重视围手术期过敏反应？

麻醉科医生：围手术期过敏反应（perioperative anaphylaxis，PA）是一种罕见但会危及生命的并发症，发生率为1：（353~18 600），死亡率为1%~4%，远高于其他情况下发生的过敏反应死亡率。国内疑似围手术期过敏反应的发生率约为1：11 360。既往有药物、食物过敏史和机体特应性增加的患者在围手术期更容易发生过敏反应。

患者：医生，我以前没有过敏史，是不是这次手术就没事啦？手术中什么原因能让我过敏？

麻醉科医生：不是哦，即使您既往没有过敏史，围手术期仍然可能会发生过敏反应。某些情况下，围手术期使用的药物可能达到20余种。常见的围手术期致敏物包括神经肌肉阻滞剂、抗生素、非甾体类抗炎药、酯类局麻药、镇静催眠药、阿片类药物、琥珀酰明胶、血液制品、鱼精蛋白、抑肽酶乳胶、造影剂与染料等，这些药物有可能导致过敏反应。

患者：围手术期过敏反应有哪些症状呢？

麻醉科医生：根据症状的严重程度，我们把它分为四级：

Ⅰ级：仅有皮肤症状，如皮肤潮红、风团、血管神经性水肿；

Ⅱ级：可观察到不危及生命的症状，包括皮肤表现、低血压、心动过速及呼吸窘迫（咳嗽、通气困难）；

Ⅲ级：威胁生命的症状，如心动过速或心动过缓、心律失常、支气管痉挛；

Ⅳ级：严重者可发生心搏骤停和（或）呼吸停止。

由于无菌手术单的覆盖，以皮肤症状为主的过敏反应通常难以察觉。国外的一项研究指出，尽管围手术期过敏反应在不同患者的临床表现千差万别，但所有患者在病情严重阶段均表现为持续性低血压。在气道高敏和肥胖患者中则表现为支气管痉挛。

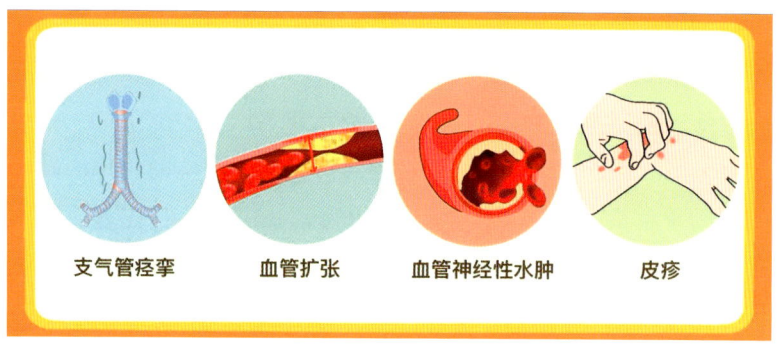

支气管痉挛　　血管扩张　　血管神经性水肿　　皮疹

患者： 过敏能致命，听起来真可怕，怎么预防呢？

麻醉科医生： 我们会在手术前详细询问您的过敏史、家族过敏史等信息。如果您有过敏史，我们可能会选择其他替代药物或采取特殊的预防措施。比如应用吸入麻醉药、抗组胺药、糖皮质激素等。手术过程中，我们也会密切监测您的生命体征。

患者： 如果我术中发生过敏反应，医生有哪些应对措施呢？对我未来的生活会有什么影响吗？

麻醉科医生： 疑似围手术期过敏反应发生时，通常推荐静脉注射肾上腺素和液体疗法。但药物剂量过大或频繁行静脉注射肾上腺素可能引起心律失常。必要时应立即采取心肺复苏术。进一步治疗策略取决于患者特定的临床表现。其他治疗策略作为二线疗法推荐使用，对于难治性过敏反应，推荐的治疗方法包括使用间羟胺、血管升压素和胰高血糖素（接受β受体阻滞剂的患者）。使用糖皮质激素和抗组胺药可能有助于减轻症状，尽管尚未有明显的证据证实这两种药物在治疗围手术期过敏反应时起作用。大部分围手术期过敏反应为一过性，及时发现，早期诊断识别，对预后至关重要。

患者： 我明白了，那我需要注意什么吗？

麻醉科医生： 您需要如实告知我们您的过敏史和家族过敏

史，配合我们进行必要的检查和采取预防措施。常用的过敏诊断方法包括血清特异性IgE检测、皮肤点刺试验、斑贴试验等。另外，您和家属也要关注术后恢复情况，如有异常及时告知医生。

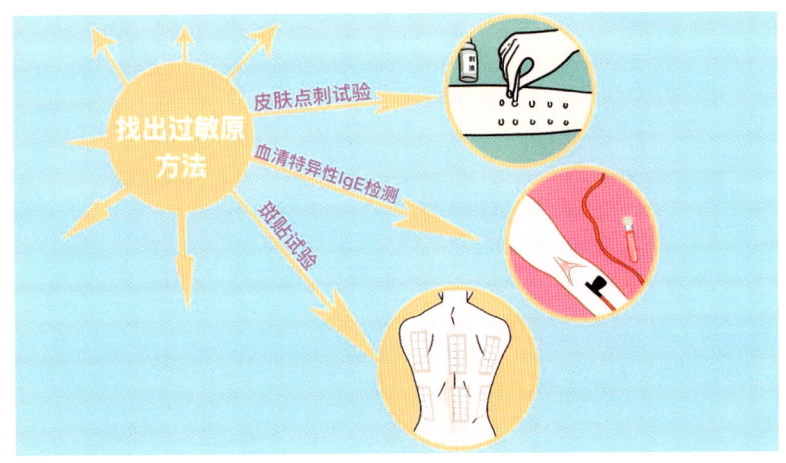

患者： 好的，谢谢您的讲解。

麻醉科医生： 不客气，希望通过这次对话，您对围手术期过敏反应有了更深入的了解。我们会共同努力，确保手术的安全和顺利进行。

公众对围手术期过敏反应的认识不足可能导致患者未能在术前提供完整的过敏原信息，增加围手术期麻醉风险。提高公众对过敏反应的认识和理解至关重要。此外，应对围手术期过敏反应要求医护团队具有高度的协作精神和专业能力。从术前评估到术中对过敏反应的快速诊断识别和处理，以及术后在麻醉恢复室内的监测和护理，每一步都至关重要。通过提高医护团队的专业能力和公众的健康意识，可以更好地预防和应对围手术期过敏反应，保障患者的围手术期生命安全。

（赵美玉　杨可心）

5 生命之源：自体采血

随着外科各类手术广泛开展，血制品需求量逐渐增多，然而血液供应紧张却持续存在。除异体输血外，对于某些特殊群体，也可采取自体输血技术来应对输血问题。

一、什么是预存式自体采血呢？

预存式自体采血是指手术患者在外科手术前的一段时间内，分次采集一定量的自身血液或血液成分，进行专业保存，在围手术期治疗或术中失血过多时再把这些血液回输给自身。

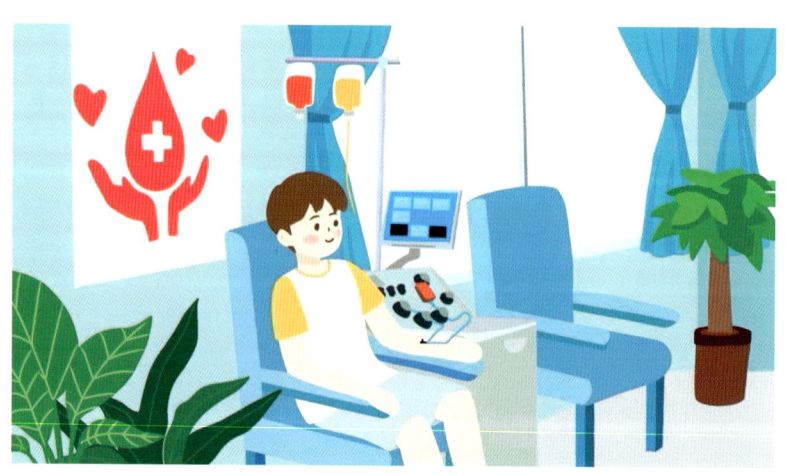

二、什么样的患者适合选择预存式自体采血？

1. 预计术中可能大出血的择期手术患者：如全髋关节置换术、脊柱侧弯矫形术、脊柱肿瘤手术等可能导致术中大出血，对术中预计失血可能超过15%循环血量者可选择预存式自体采血。
2. 异型和稀有血型患者：如ABO血型Rh阴性者。
3. 对输异体血产生免疫抗体的手术患者。
4. 不愿输异体血的患者：因为患者意愿或患者不接受输注异体血。

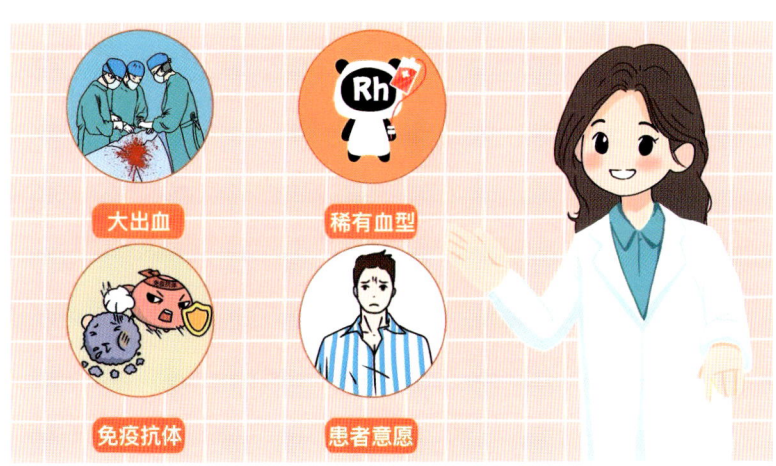

三、哪些患者不适合选择预存式自体采血？

1. 严重心、肺、肾功能障碍患者：良好的心肺功能是组织器官有效灌注的根本保证。对术前已有心、肺功能障碍的患者，如冠心病、严重主动脉瓣狭窄或重症感染患者，自体采血将可能导致组织器官灌注不足。
2. 贫血、造血功能障碍患者：术前血红蛋白＜100 g/L的患者及存在凝血功能异常或造血功能障碍者，术前采血后可能造成严重贫血。

3. 一般情况差的患者：对一些年老体弱、营养不良患者，术前机体各系统存在功能失代偿，或储备功能已明显不足。如果进行自体采血，可能导致重要脏器功能明显失代偿，导致失去手术时机。

四、自体采血的具体流程如何？

1. 自体采血要求术前准备时间要充分（2~4周），以便分次采血储存，若为计划3日内手术，则只需进行1次采血。

2. 采血前需要测量体重以及行血常规、肝肾功能及心电图检查，同时予口服叶酸10 mg每日3次及维生素C 0.1 g每日3次。

3. 每次采血不应大于500 ml（成人10%的血容量），两次采血间隔不少于3日，最后一次采血在手术前3日，一般在手术前1个月开始，每周1次。

4. 采集的血做标识后于4℃储血冰箱内储存。

五、预存式自体采血有哪些优势和不足？

预存式自体采血可以避免输注异体血的输血反应、血源传播性疾病和免疫抑制，对一时无法获得同型血的患者也是唯一血源。

但其也存在一些不足，如自体采血可能会有采血后低血压、心动过速和晕厥等不良反应。在自体血回输时，也有发生微血管栓塞、溶血反应、循环超负荷和枸橼酸中毒等的风险。因此，对于输血可能性小的患者不需做自体采血。

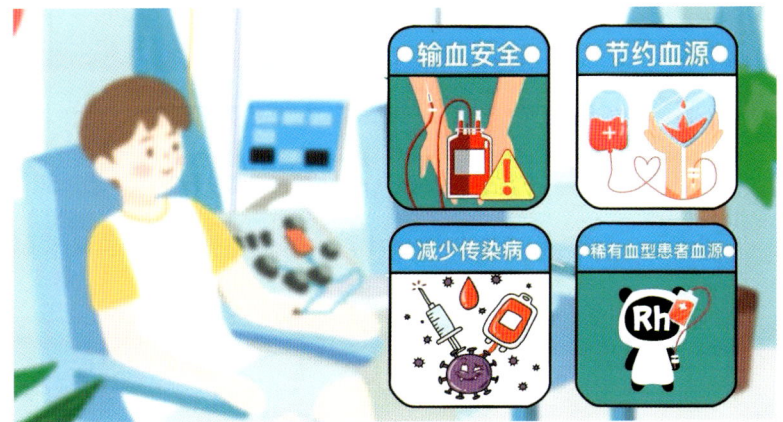

六、预存式自体采血有哪些注意事项?

1. 在采血期间应予患者铁剂治疗,口服补铁是方便、有效、安全的方法。

2. 自体采血后往往不足以刺激机体内源性促红细胞生成素(erythropoietin,EPO)生成加速,术前应用EPO能促进骨髓的造血功能,增加自体血储备量。即使贫血患者,用EPO治疗后也能进行自体采血。

3. 自体采血和储备过程中必须严格无菌操作,按规定进行储存。

综上所述,选择预存式自体采血需要严格掌握适应证和禁忌证,根据患者的具体情况选择合适的围手术期血液管理方法,为患者的生命安全保驾护航。

(都 乐 王洁初)

6 生命之源：自体血回输

输血是现代医学救治患者不可或缺、不可替代的有效治疗方法，其在治病救人中的重要性不言而喻。临床输血分为异体输血和自体输血，通常所说的临床输血是指异体输血。随着社会和医学领域对异体输血存在或潜在的疾病传播巨大风险的认识不断深入，以及血液资源严重短缺的局面难以解决，积极开展自体血回输工作，减少异体输血和输血不良反应，节约血液资源，提高输血安全，显得尤为重要。

一、什么是自体血回输？

自体血回输涉及三个方面的血液处理流程：收集、洗涤与回

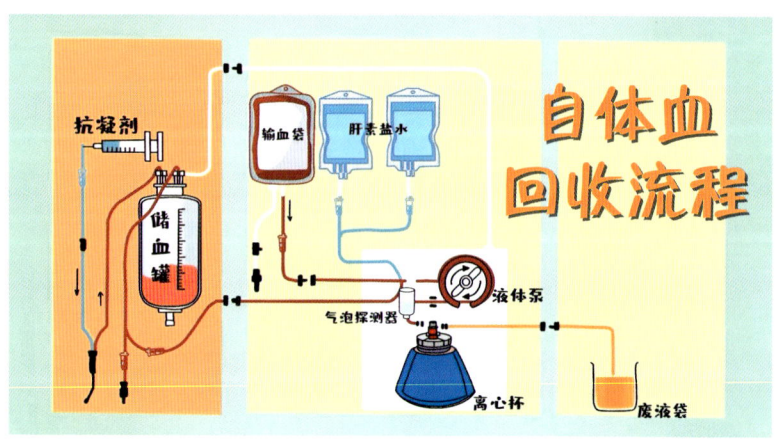

输。回收式自体输血是目前临床应用最简单、最广泛的自体输血方式，按血液处理方式分为非洗涤回收式自体输血、洗涤回收式自体输血。简单来说，就是把患者的体腔积血、手术失血及术后引流血液进行回收并经过科学的处理以后，回输到患者体内。这种技术既能最快地挽救失血性休克患者的生命，又能安全地充分利用好血源，尤其是遇上血源紧张时，可以极大程度地缓解临床用血压力。

二、自体血回输是如何操作的？

在手术过程中，患者自体血液通过吸引器被收集到储血罐中。再将收集的血液与抗凝剂混合，防止血液凝固。血液通过多层过滤系统去除杂质后，再使用生理盐水进行洗涤，去除游离血红蛋白和其他有害物质。血液在离心机中离心分离，血细胞被分离出来并浓缩。经处理后，血细胞被保存在血液袋中，并在需要时回输给患者。

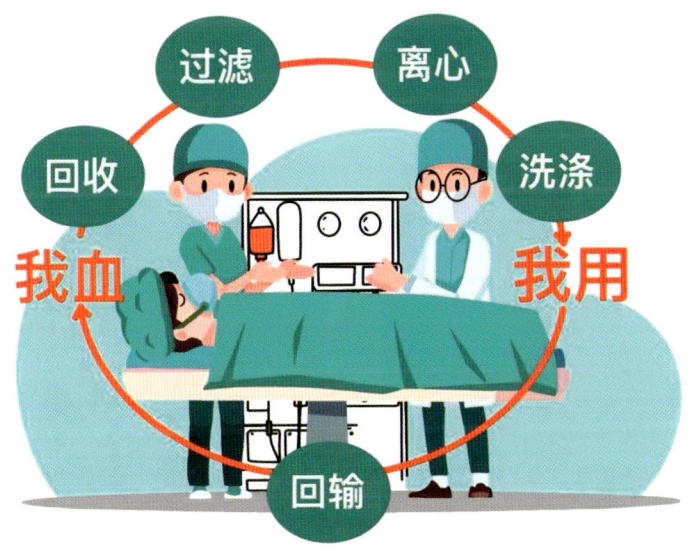

三、自体血回输有什么好处？

那么自体血回输有什么优势呢？

1. 节约血液资源，有利于缓解血液短缺的困难。
2. 有助于不输或少输异体血，避免或减少异体输血导致疾病的传播，同时避免了大量输注异体血破坏自身的凝血系统导致术后出血。
3. 自体血回输红细胞的活力比库血好，携氧能力更强。
4. 为特殊群体，如稀有血型患者、交叉配血试验不合者以及其他原因不能输注异体血者提供了便利。
5. 自体血回输无须检查血型和交叉配血，使用方便、及时快捷，并且提高了大失血时紧急抢救的成功率。

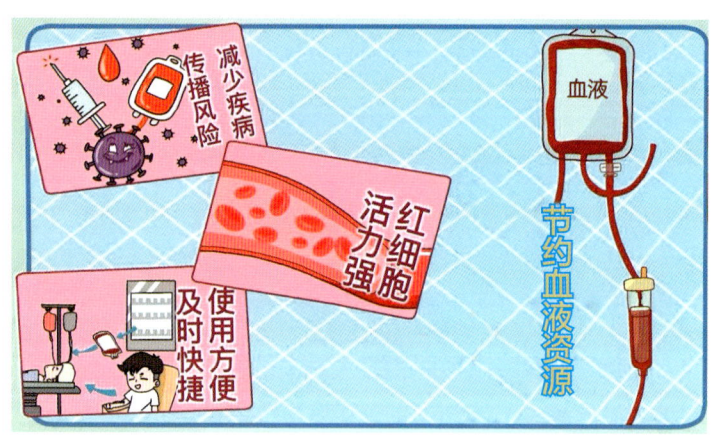

四、自体血回收的禁忌

血液流出血管外超过6小时不可回收。败血症患者收集的血液严重溶血，不可回收；血液被严重污染或怀疑被细菌、粪便、羊水、有毒物质、恶性肿瘤细胞污染不可回收。

五、自体血回输临床常见问题答疑

1. 自体血回输可以完全代替异体输血吗?

回答:不可以,自体血回输可以减少对外源性输血的需求,但不意味着完全可以代替异体输血。特殊情况下,患者仍需要额外的外源性输血来满足临床需求。

2. 自体血采集、回输需要严格的质量控制吗?

回答:需要。自体血回输涉及血液采集、储存和回输等多个环节,每个环节均需严格的质量控制。采血过程中应执行无菌操作,血液储存应在标准的条件下进行,回输过程中需要控制滴速,保证用血的安全性及有效性。

3. 自体血回输能避免什么风险?

回答:自体血回输能避免输血传播疾病的风险。避免同种免疫反应,减少因输入异体红细胞、血小板及蛋白抗原产生的免疫反应。还能减少输血反应,如抗体介导的溶血、白细胞相关的发热反应等。

4. 自体血回输适用于所有患者吗?

回答:并非所有患者都适用于自体血回输,术前需要进行全面的患者评估,包括血液检查、疾病评估等,以确定患者是否适合进行自体血回输。

5. 使用自体血回输可以避免输血相关的并发症发生吗?

回答:不能。尽管自体血回输可以减少输血相关的并发症,但仍然存在一些潜在的并发症,如输血反应、输血相关肾损伤等,医护人员在做自体血回输时需要密切观察患者的生命体征并及时处理。

自体血回输已广泛应用于临床，是减少同种异体血输血的一个重要方法，特别是在大量失血或输血成本过高的情况下，其在现代医学中发挥着越来越重要的作用。自体血回输不仅提高了手术的安全性，还为患者提供了更加个性化和安全的治疗方案。随着医疗技术的进步，我们相信，自体血回输将在未来拯救更多患者的生命，保证手术顺利进行。

（杨可心　张　静）

7 椎管内麻醉体位摆放有讲究

常见的麻醉方式除了大家知道的全身麻醉外，还有椎管内麻醉，医生常说的"腰麻"就是椎管内麻醉的一种。麻醉科医生会根据手术时间、手术范围，选择对患者全身影响最小的麻醉方式，下肢手术通常采用椎管内麻醉。椎管内麻醉标准的体位摆放是其成功的第一步。让我们一起了解一下椎管内麻醉应该如何进行体位摆放吧。

一、什么是椎管内麻醉？

将麻醉药物注入椎管的蛛网膜下腔或硬膜外腔，脊神经根受到阻滞使该神经根支配的相应区域产生麻醉作用，统称为椎管内麻醉。根据注入位置不同，可分为蛛网膜下腔麻醉（腰麻）、硬膜外阻滞、腰硬联合麻醉。椎管内麻醉主要适用于下腹部、腰部、盆腔、下肢及会阴部手术。

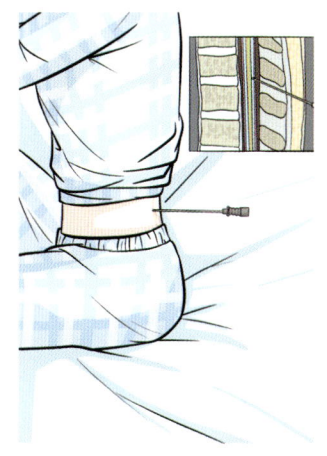

二、椎管内麻醉患者体位摆放有什么要求?

椎管内麻醉时摆放体位的目的是避免脊柱的旋转,并在脊椎骨之间创造穿刺进针的直线路径。麻醉科医生和护士会协助患者摆放体位,通常采取手术侧肢体在下方的左侧或右侧卧位。调整患者的背部与床面保持垂直,双腿并拢并向腹部屈膝,低头弯腰双手尽量够到膝,使脊椎尽量向后弯曲,将腰背部像"煮熟的虾"一样弓出来,使脊柱屈曲,拉大腰椎骨之间的缝隙,提高穿刺成功率。

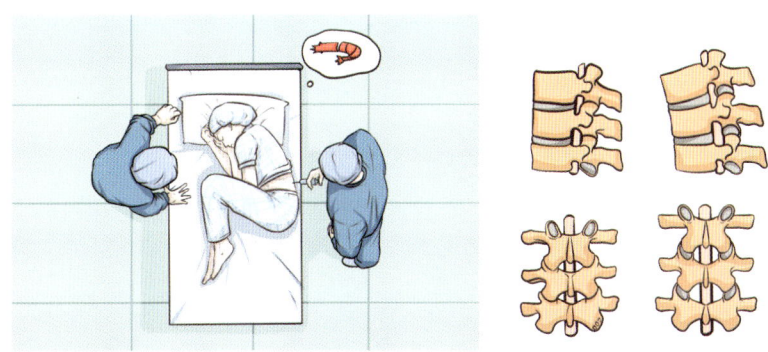

三、椎管内穿刺麻醉,体位摆放要坚持多长时间?

患者配合麻醉科医生完成麻醉的关键是体位摆放,但是整个过程时间很短,体位摆放越标准,椎间隙暴露越明显,通常几分钟即可完成。穿刺完毕,麻醉科医生和护士会协助患者恢复平卧位,患者几分钟后会自觉两腿部及双脚麻木,失去感觉,这些表现属于正常反应。

四、麻醉过程中患者的注意事项有哪些?

麻醉过程中嘱患者放松,避免过度紧张,不要因为恐惧而出现身体躲避的情况,麻醉科医生及护士会反复强调身体制动的重要性。穿刺过程中,若一侧腿部不自主抖动或触电感,只需及时与麻醉科医生沟通,身体仍要制动以避免穿刺针断针或神经损伤等。操作中麻醉科医生会问"臀部或患侧肢体有无发热的感觉?"如果患者能感觉到发热、发麻,并逐渐失去感觉,就证明穿刺成功,麻醉药物起效了。

标准的体位摆放对椎管内麻醉至关重要,是麻醉顺利进行的关键环节,麻醉效果有医生的一半"努力",也有患者的一半"功劳"。

(王 芳 赵熙文)

8 镇静/麻醉胃肠镜，让您不再望镜生畏

消化道内镜诊疗技术是消化道疾病最常用、最可靠的诊治方法之一，大部分患者对消化内镜检查存在紧张、焦虑和恐惧的情绪，检查过程中易发生咳嗽、恶心、呕吐、心率增快、血压升高、心律失常等情况，少部分患者不能耐受和配合完成消化内镜检查，从而使消化内镜医师无法明确诊治相关疾病。镇静/麻醉胃肠镜可以消除或减轻患者的焦虑和不适，提高患者对于内镜操作的耐受性和满意度，最大限度地降低消化内镜操作过程中发生损伤和意外的风险，为消化内镜医师提供最佳的诊疗条件。

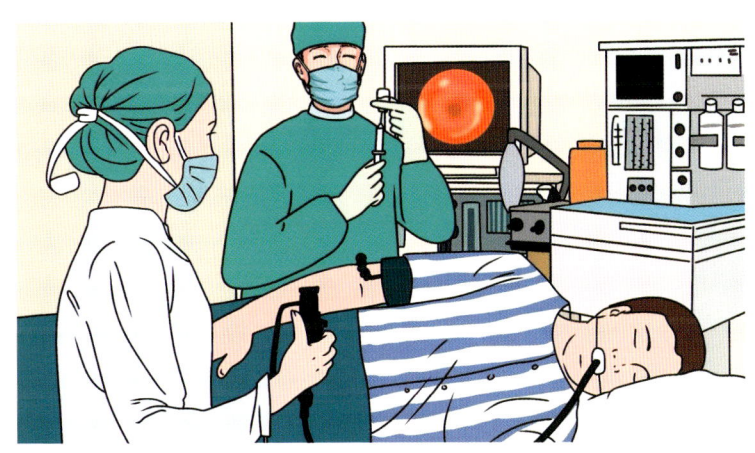

一、什么样的患者可以进行镇静/麻醉下的门诊消化内镜检查？

1. 所有因诊疗需要并同意接受消化内镜诊疗镇静/麻醉的患者。
2. 对消化内镜操作心存顾虑或恐惧感、高度敏感而不能自控的患者。
3. 一般情况良好，美国麻醉医师协会（ASA）分级Ⅰ级或Ⅱ级患者；处于稳定状态的ASA Ⅲ级患者，可酌情在密切监测下实施。

二、什么样的患者不适合进行镇静/麻醉下的门诊消化内镜检查？

1. 对镇静、麻醉药物过敏者。
2. 未得到适当控制的可能威胁生命的循环与呼吸系统疾病，如急性冠脉综合征、未控制的严重高血压、严重心律失常、严重心力衰竭以及急性呼吸道感染、哮喘发作期、严重肺部疾病、活动性大咯血等患者。
3. 肝功能障碍（Child-Pugh C级以上）、急性上消化道出血伴休克、严重贫血、胃肠道梗阻伴有胃内容物潴留患者。
4. 严重鼾症、确诊的阻塞性睡眠呼吸暂停及过度肥胖者宜慎重。
5. 无陪同或监护人者。

三、平常吃的药，麻醉前可以吃吗？

1. 如近期服用阿司匹林、华法林、硫酸氢氯吡格雷、利伐沙班，请务必告知医生，需停药1周。

2. 高血压患者手术前需停用的降压药：

（1）血管紧张素转化酶抑制剂（ACEI）和血管紧张素受体阻滞剂（ARB）类，如卡托普利、依那普利、贝那普利，氯沙坦、缬沙坦、厄贝沙坦，需手术当日停用。

（2）利血平及其复方制剂，如降压0号。需停药至少1周，改服其他降压药。高血压患者检查当日早上可用少量水服用降压药物。

（3）其他降压药物如硝苯地平、美托洛尔可手术当日服用。

3. 糖尿病患者当天停用降糖药物，服用新型降糖药胰高血糖素样肽-1（GLP-1）受体激动剂者术前需停用≥3个半衰期。

四、做完镇静/麻醉胃肠镜检查出现恶心呕吐怎么办？

镇静/麻醉胃肠镜检查后，部分患者会出现头昏无力、恶心呕吐等不适症状。女性、非吸烟人群、有术后恶心呕吐史和（或）晕动病史是恶心呕吐的高危人群。患者有晕动病、术后恶心呕吐史或其他高危因素，一定要提前告诉麻醉科医生，以便采取针对性的预防措施，如预防性应用抗恶心呕吐药物和抗酸药物。但是大多数患者不需要特殊治疗，通过调整饮食和增加水分摄入，一段时间后症状自会缓解。

五、麻醉会让人"变傻"吗？

镇静/麻醉是通过麻醉药物抑制中枢神经系统，会导致神志消失、遗忘，这种抑制是暂时性的。药物起效后，虽然记忆会中断，一旦麻醉抑制作用结束，神志及各种反射就会逐渐恢复，麻醉药物也会正常代谢而排出体外。大家担心的所谓"变傻"，医学上称为术后认知功能障碍，多发生于老年患者。对于大脑发育完善的青壮年，麻醉药物几乎没有影响，而且镇静/麻醉胃肠镜检查应激反应轻、麻醉持续时间短，所以担心做镇静/麻醉胃肠镜检查会使人"变傻"是完全没有必要的。

六、镇静/麻醉胃肠镜检查有什么风险吗？

1. **呼吸抑制及低氧血症**：全身麻醉药物会抑制呼吸，降低呼吸幅度及呼吸频率，部分患者在充分吸氧下脉搏氧饱和度可维持正常水平，然而肥胖患者及合并肺部疾病患者可能在麻醉后出现低氧血症，麻醉科医生会根据患者病情需要，放置口咽或鼻咽通气道以保障通气。严重鼾症、确诊的阻塞性睡眠呼吸暂停及过度肥胖者由于其麻醉后极易出现呼吸道梗阻及严重低氧血症，故需谨慎选择全身麻醉下的消化内镜检查。

2. **反流与误吸**：全身麻醉后，咳嗽反射等保护性反射减弱，加上某些镇静/麻醉胃肠镜检查过程中可能大量注气和注水，导致反流、误吸风险增加。无论固体或液体误吸入呼吸道均可造成呼吸道梗阻、气道痉挛、吸入性肺不张和吸入性肺炎等严重后果。

3. **心脑血管意外**：对患有高血压、心脏病、脑血管疾病且控制不佳的患者，行镇静/麻醉胃肠镜检查存在新发心脑血管意外的风险，需进一步评估。

七、感冒了可以做镇静/麻醉胃肠镜检查吗？

感冒后机体气道会处于高敏状态，检查过程中容易发生气道痉挛及低氧血症。建议感冒痊愈后1周再接受镇静/麻醉胃肠镜检查。此外，严重的上呼吸道感染及严重心力衰竭、呼吸衰竭等患者不宜实施镇静/麻醉胃肠镜检查，需要医生综合判断再决定。

八、镇静/麻醉胃肠镜检查前有哪些注意事项？

1. 镇静/麻醉胃肠镜检查前需严格执行禁食禁饮，一般禁食8小时，禁饮4小时，防止反流、误吸的发生。

2. 检查当日需有家属陪同，携带相关检查结果、报告至诊室，提前告知麻醉科医生既往病史和药物过敏史，便于医生确定麻醉用药。

3. 检查前如果突发流涕、头痛等感冒症状一定告知麻醉科医生，医生会根据患者情况再次进行全面评估，必要时调整麻醉方案。

4. 爱美之心，人皆有之，美甲的女士，在接受检查前，需要清洁指甲，去除彩色指甲油，以防干扰脉搏氧饱和度的监测，影响医生对病情的判断。

九、离院后的注意事项有哪些？

1. 全身麻醉后短时间内可能会出现头晕等症状，建议至少24小时内不开车、不骑车、不饮酒、不登高、不操作复杂机器及仪器，不参与重大决策。

2. 清醒后2小时遵医嘱可进食少渣、清淡饮食，逐渐加量，以不出现胃胀、不恶心呕吐为原则。

3. 为防止出现意外，建议接受镇静/麻醉胃肠镜检查的患者术后2小时内有人陪护。

（王洁初　杨可心）

9 麻醉下的温柔告别：无痛人流手术

谈到无痛人工流产手术（简称人流手术），也并非多么神秘，它是在麻醉辅助下进行的人工流产手术。这项手术，就像是一场温柔的告别，旨在女性终止妊娠的过程中，最大程度地减轻躯体痛苦，缓解心理压力，以更好的状态面对未来的生活。

一、什么是无痛人流手术？

人流手术是指通过器械扩张宫颈、负压吸宫，将孕囊吸出子宫以外而终止妊娠。在麻醉镇痛下实施负压吸宫术，就是我们常说的无痛人工流产术。

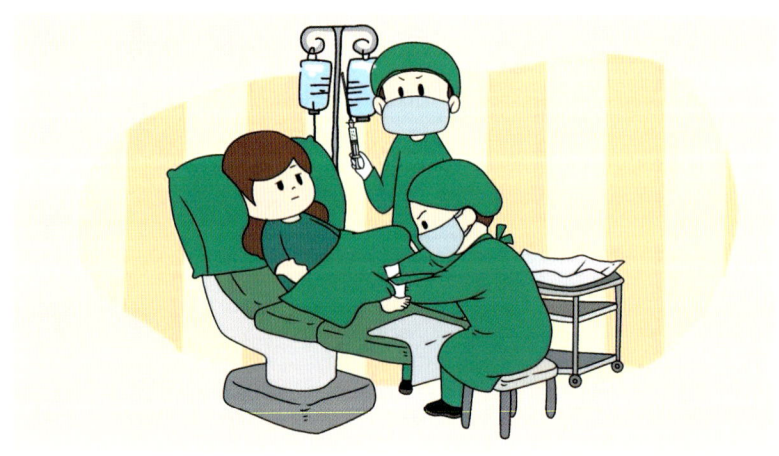

麻醉科医生通过静脉注射全身麻醉药物使患者短时间内进入睡眠状态，在孕妇疼痛消失且无意识的情况下，由产科医生完成手术操作，整个过程历时很短时间即可完成。手术结束后，产科医生将患者送返监护室监护，经麻醉科医师与产科医师综合评估后即可离院。

二、无痛人流手术是不是完全无痛？

无痛人流手术在手术过程中可基本实现患者无痛感。该手术常规采取保留患者自主呼吸的静脉全身麻醉。此种麻醉方式起效快、能够使患者在手术过程中处于睡眠状态且不会感觉疼痛。常用的麻醉药物是阿片类镇痛药物及镇静药物，麻醉药物通过作用于中枢神经系统，从而产生镇静镇痛效果，满足手术要求。

三、无痛人流手术适合哪类人群？

无痛人流手术通常适用于孕7～10周、没有生育要求，特别是对疼痛有恐惧心理、对药物流产中药物过敏等情况的女性。但需要特别关注的是，无痛人流手术也有其禁忌证，如生殖道炎症、对麻醉药物过敏、严重心肺功能不全等情况的女性则不宜实施无痛人流手术。

四、无痛人流手术前患者要做哪些准备？

在无痛人流手术前，通常要求患者禁食6小时，禁饮4小时，这项要求，对于预防患者在麻醉后出现反流、误吸甚至吸入性肺炎等严重并发症能起到关键作用。此外，患者还需要接受一系列的术前检查，包括血常规、尿常规、肝肾功能、心电图、胸片等，麻醉科医生可以充分评估患者是否能够耐受麻醉，保证安全。

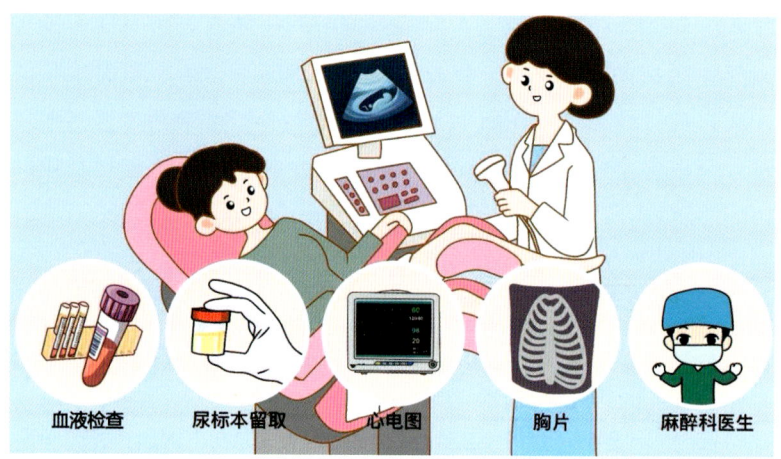

五、无痛人流手术是否存在麻醉相关并发症？

虽然无痛人流手术的麻醉是保留自主呼吸的，但是仍然属于全身麻醉的一种。任何麻醉都会存在一定风险。个别患者术中可能会出现呼吸抑制，但这种情况通常可以通过面罩给氧或辅助呼吸得到缓解。少数患者可能会发生围手术期过敏反应，如皮肤斑丘疹，极少数患者会出现过敏性休克，此时则需要采取积极的抢救措施。因此，行无痛人流手术的患者，一定要选择正规医院进行治疗，接受专业的技术操作及监测。

六、全身麻醉对患者身体是否会产生不良影响？

全身麻醉对患者身体通常不会造成特殊影响，麻醉药物在体内代谢完毕后，不会对大脑产生持续性的影响。绝大多数全身麻醉药物在24小时内就可从患者体内完全排出。建议患者在实施人流手术3～6个月后再考虑受孕。

再次受孕前，建议咨询专业的产科医生，以获得个性化的建议和指导。同时，患者应保持良好的生活习惯，如规律作息、适量运动、均衡饮食,以及在备孕阶段补充叶酸,均有助于提高成功受孕的概率。

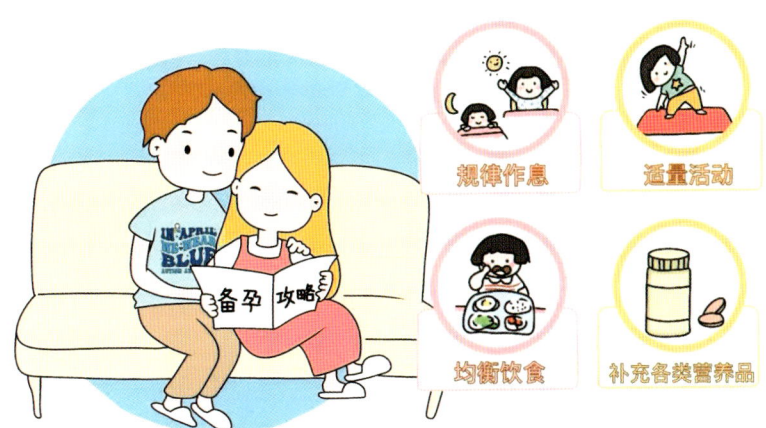

我国每年约有1300万女性经历人工流产的痛苦过程。无痛人流手术,虽然名字中有"无痛"二字,但不能把它作为避孕的方法,也不应该成为避孕失败的常规补救措施。它是在特定情况下,为了减轻女性的痛苦而采取的一种医疗手段,是存在手术及麻醉风险和各种不确定因素的。了解这个过程,我们可以更加尊重和理解那些需要进行这类手术的女性,同时也提醒我们,性教育的普及任重道远。

(王明亚　赵美玉)

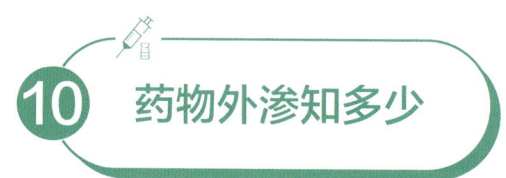

10 药物外渗知多少

2023年8月9日国家卫生健康委员会发布了《静脉治疗护理技术操作标准》（WS/T 433—2023），该文件于2024年2月1日起替代原操作标准正式实施。新版操作标准明确提出：静脉治疗过程中，推注或输注刺激性、腐蚀性药物过程中，应注意观察回血情况，确保导管在静脉管腔内，严防药物渗出或外渗。

外渗影响用药安全和诊疗计划，增加患者痛苦、经济负担，甚至引起医疗纠纷。护理人员能够及时鉴别出早期外渗情况，给予患者正确处理，可有效防止严重损伤的发生，迅速缓解局部外渗症状，减轻皮下组织的炎性反应，促进皮肤及皮下组织愈合。因此，减少外渗，提高静脉治疗安全势在必行。

一、什么是药物外渗？

药物渗出：静脉治疗过程中，非腐蚀性药液进入静脉管腔以外的周围组织。

药物外渗：静脉治疗过程中，腐蚀性药液进入静脉管腔以外的周围组织。

二、药物外渗的影响因素

1. 患者因素

（1）老年人：老年人生理、心理、行为功能减退，皮肤松弛，静脉比较脆弱。

（2）儿童：儿童血管细小，患儿情绪不可控。

（3）接受麻醉的患者：患者受麻醉药物作用，感觉神经减弱，疼痛反应降低，不能及时给予反馈；另外，此类患者往往受手术环境限制，穿刺点周围皮肤被无菌环境遮挡，不易直接观察。

2. 医源性因素

（1）护士经验不足、操作不够熟练、反复穿刺等原因引起血管机械性损伤。

（2）所选用的静脉通道或穿刺部位不适宜。

（3）敷料固定不牢固，覆盖在穿刺处的敷料不透明，妨碍皮肤外渗时的观察。

（4）长时间经外周静脉输注刺激性药物。

（5）巡视不到位，未定时观察皮肤输注情况。

（6）护士不熟悉药物属性，对药物用法及药物外渗的预防和应用技术掌握不牢固。

三、药物外渗的临床表现

美国静脉输液护理学会（Infusion Nurses Society，INS）渗出分级标准提出：任何容量的血液制品、刺激性或腐蚀性液体渗出属于4级。

美国静脉输液护理学会（INS）渗出分级

等级	临床表现
0级	没有症状
1级	皮肤发白，水肿范围最大处直径<2.5 cm，皮肤发凉，伴有或不伴有疼痛

续表

等级	临床表现
2级	皮肤发白,水肿范围最大处直径为2.5~15 cm,皮肤发凉,伴有或不伴有疼痛
3级	皮肤发白,水肿范围最大处直径＞15 cm,皮肤发凉,轻至中度疼痛,可能有麻木感
4级	皮肤发白,呈半透明状,皮肤紧绷,有渗出,皮肤变色,有瘀斑,肿胀,水肿范围最小处直径＞15 cm,呈可凹性水肿,循环障碍,轻至中度疼痛

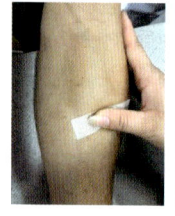 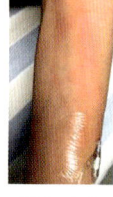 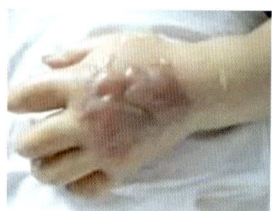 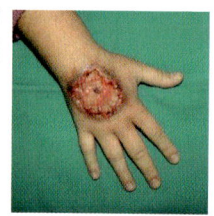

局部肿胀　　颜色改变　　　　水疱　　　　　溃疡

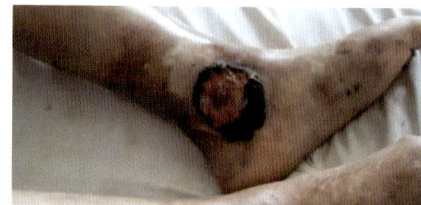 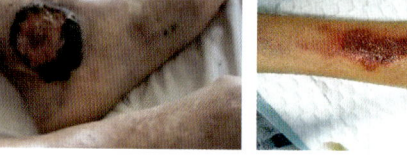

坏死　　　　　　肌腱和关节功能障碍

药物外渗的临床表现包括：局部出现肿胀、颜色改变、疼痛、皮肤发凉、水疱、溃疡甚至坏死，严重者可深及肌腱和关节，从而导致该部位的功能障碍。

四、药物外渗的护理

药物外渗的护理流程如下：

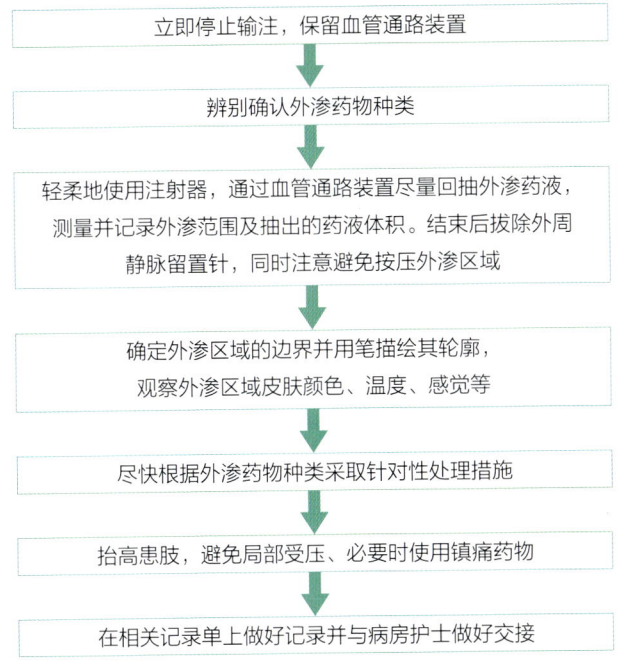

1. 局部环形封闭

用4.5~5.5号针头,从漏出部位以外或红肿皮肤的边缘向中心呈点状环形、菱形或扇形缓缓皮下注射封闭。进针角度以15°~20°为宜,注射药物量以能使红肿范围明显突出皮肤,进针长度以针尖最好在红肿的正中处,使药物均匀地向四周扩散。阻断渗透的药物继续向深层组织扩散。常规药物配制方法是:0.9%氯化钠5~10 ml+2%利多卡因100 mg+地塞米松5 mg。

2. 湿敷

(1)热敷:扩血管,利循环,促吸收,减损伤。常使用血管收缩剂用于渗漏造成的缺血性改变处。常用去甲肾上腺素、多巴胺、垂体后叶素以及奥沙利铂等药物。建议热敷温度:40~60℃。

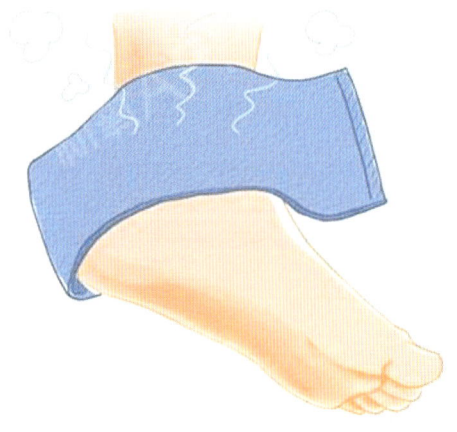

（2）冷敷：缩血管，慢吸收，促灭活，限损伤，减疼痛。常用于充血、水肿为主的急性渗漏性损伤，如20%甘露醇、化疗药物等渗漏的早期。通常使用50%硫酸镁或酚妥拉明、地塞米松、盐酸山莨菪碱等进行湿敷。采用液体敷料（赛肤润）每2小时交替外敷。建议冷敷温度：4～6℃。

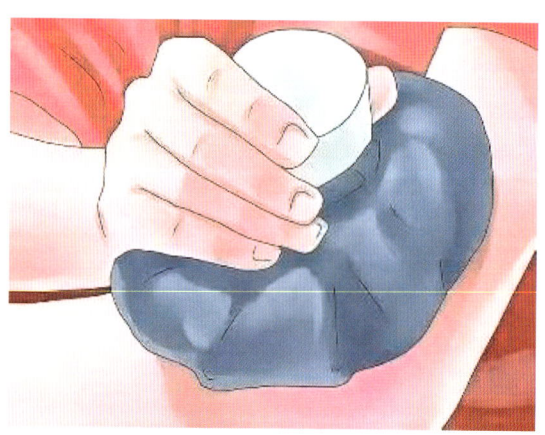

3. 水疱处理：稍小的水疱可不予处理；稍大的水疱可在局部碘伏消毒后，用5 ml注射器于最低处抽出渗液。操作过程中要严格无菌操作，注意避免表皮擦落，防止感染。

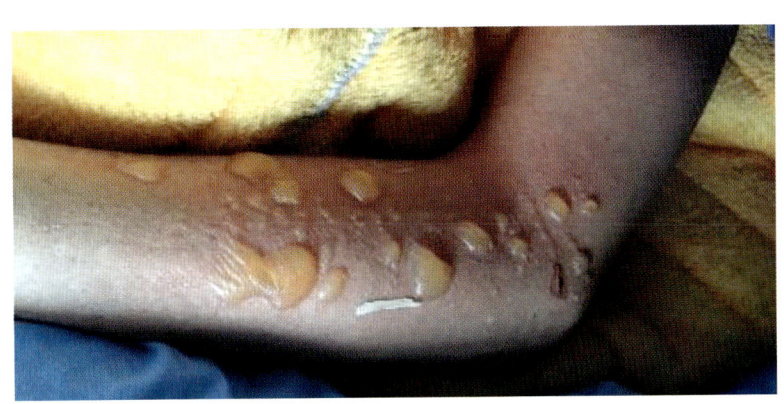

五、药物外渗的预防

1. 手术输液全程管理

（1）术前访视：了解患者的生理、心理、手术方式、麻醉方式、体位、血管及皮肤情况、全身情况，正确进行输液前准备及输液部位选择。

（2）手术日：调整手术体位，确保针头在血管内。巡回护士和麻醉科护士要严格观察穿刺部位输液通畅情况。

2. 加强全身麻醉复苏管理

麻醉苏醒期间患者因为意识模糊、躁动不安、挣扎而易导致静脉输液外渗。应加强复苏期患者的管理，采取适当的约束措施，积极防范，将其危险性降低，提高麻醉恢复期间静脉输液的安全性。

麻醉药物在给药过程中发生药物外渗虽为小概率事件，但会增加患者的痛苦，影响患者的预后转归，应给予重视。有效预防药物外渗及外渗发生后的应急处理能力是护理工作人员应掌握的技能之一，我们应努力减少药物外渗的发生，保证麻醉用药安全，提高护理质量。

（霍金金　于雪瑶）

第四章

麻醉并发症

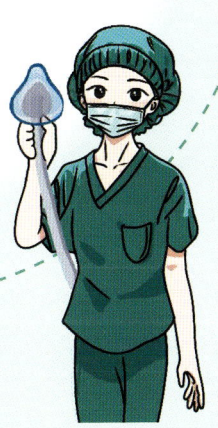

1 术后恶心呕吐怕不怕？麻醉科医生来帮忙

术后恶心呕吐（postoperative nausea and vomiting，PONV）是全身麻醉手术后仅次于术后疼痛的第二大常见并发症。全世界每年有2亿到3亿患者需要接受手术治疗，在所有手术患者中，PONV的发生率为20%～30%，而在高危患者中则高达80%左右。PONV主要发生在术后24～48小时内，少数患者可持续3～5天。轻度PONV会造成患者身心不适，重度PONV可导致患者伤口裂开、术后出血，水、电解质失衡及引起吸入性肺炎等。这不仅会给患者带来痛苦，还可能影响术后恢复。以下我们通过从术后发生恶心呕吐的原因及影响因素、能否预防、发生恶心呕吐后怎么处理等几个方面的讲解，来帮助大家更好地理解及应对。

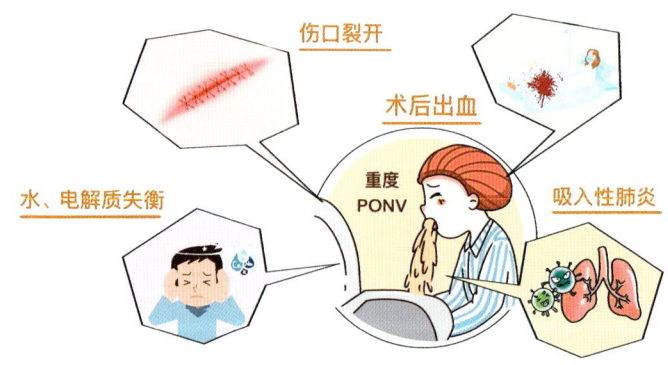

一、原因及影响因素

术后恶心呕吐的发生是多种因素共同作用的结果，主要包括以下几个方面：

1. **麻醉药物**：某些麻醉药物，如吸入性麻醉药、阿片类镇痛药等，直接刺激呕吐中枢或影响胃肠道蠕动，导致患者出现恶心呕吐。

2. **手术因素**：手术类型、手术时间、手术部位等也与术后恶心呕吐的发生密切相关。例如胃肠道手术、妇科手术、耳部手术等更容易引发恶心呕吐，手术时间较长也会增加其发生风险。

3. **患者因素**：患者自身情况，如年龄、性别、既往有晕动病或PONV病史、吸烟史、焦虑情绪等，均会导致术后恶心呕吐发生率的提高。女性患者发生术后恶心呕吐的概率高于男性，尤其是在生育年龄阶段。吸烟可能会降低术后恶心呕吐的发生率，但吸烟本身对健康有害，不建议为预防PONV而吸烟。有晕动病或PONV病史的患者术后更容易出现恶心呕吐。

4. **其他因素**：术后疼痛、低血压、电解质紊乱、术后早期进食等也可能引发恶心呕吐。

二、预防和处理方法

对于术后恶心呕吐，预防优于治疗。以下介绍一些预防和处理方法：

1. **加强术前评估**：麻醉科医生术前对患者进行详细的评估，掌握患者既往病史、晕动病情况、吸烟史等，以便采取针对性的预防措施。

2. **制订个体化麻醉方式**：根据手术类型和患者情况，选择对术后恶心呕吐影响较小的麻醉方式和药物。

3. 重视药物预防：对于高危患者，可以在术前或术后给予止吐药物进行预防。常用的止吐药物包括5-羟色胺3受体拮抗剂（如昂丹司琼、托烷司琼等）、多巴胺受体拮抗剂（如甲氧氯普胺等）、神经激肽-1受体拮抗剂（如阿瑞匹坦等）等。

4. 借鉴非药物预防：包括保持术后适当的体位（如抬高头部）、避免早期进食、给予心理支持等。

5. 妥善术后处理：如患者已经发生术后恶心呕吐，应及时给予止吐药物治疗，并根据具体情况调整治疗方案。同时，要注意保持呼吸道通畅，防止呕吐物误吸。

三、注意事项

在预防和处理术后恶心呕吐时，还需注意以下几点：

1. 采用个体化治疗：每位患者的情况不同，应根据患者的具体情况制订个性化的预防和处理方案。

2. 关注药物副作用：止吐药物可能会有一些副作用，如头痛、便秘、口干等，在使用时应注意观察。

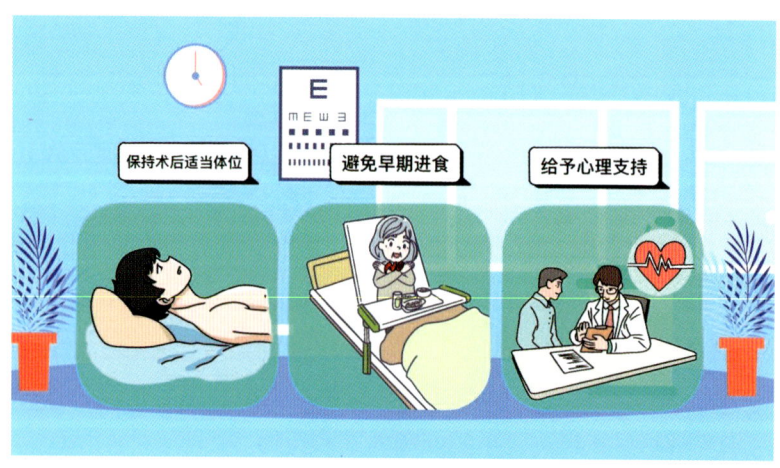

3. **避免过度治疗**：过度使用止吐药物可能会带来一些不必要的风险，如QT间期延长等。

4. **综合治疗**：术后恶心呕吐的预防和处理需要多学科协作，包括麻醉科医生、外科医生、护士等，共同为患者提供最佳的治疗方案。

术后恶心呕吐是一种常见并发症，但通过术前评估、选择合适的麻醉方式和药物、采取药物预防和非药物预防等措施，可以有效降低其发生率和严重程度。如患者已经发生术后恶心呕吐，应及时进行处理，缓解患者痛苦，促进术后恢复。同时，患者和家属也应该了解术后恶心呕吐的相关知识，积极配合医生的治疗，共同应对这一问题。

（邓莹 李响）

2 全身麻醉术后"高血压"是真正的高血压吗？

手术顺利结束，麻醉科医生拔除患者气管导管后，将患者送往麻醉恢复室观察，监护仪上发出血压高限报警，显示患者目前血压：165/95 mmHg。患者神志清楚，对答切题，主诉伤口疼痛明显，视觉模拟评分（VAS）5分。麻醉科医生予镇痛药物后观察患者疼痛有所减轻，血压逐渐下降。术后次日麻醉科医生进行术后访视。

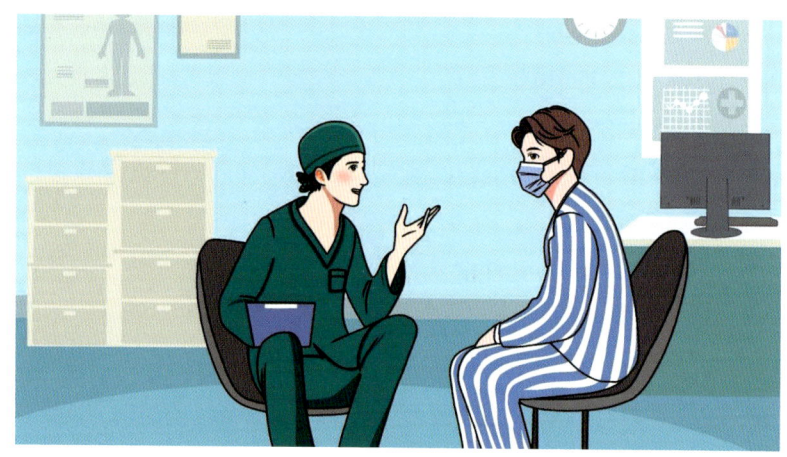

患者： 医生您好，我想问问，我昨天接受的全麻手术，手术后血压升高至165/95 mmHg，我平时测量血压都在正常范围内，您能告诉我，这是怎么一回事吗？

麻醉科医生： 您这种情况属于麻醉并发症之一的术后高血压，全身麻醉术后高血压是指血压升高的幅度超过麻醉前20%或血压升高达160/90 mmHg以上。

患者： 我以前也没有高血压病史，那到底什么原因会造成全麻术后高血压呢？

麻醉科医生： 您别着急，其实引发全麻术后高血压的因素很多，比如：

1. **疼痛：** 术后伤口疼痛是术后血压升高的主要原因，疼痛可以引起身体强烈的应激反应，导致心率增快，血压升高。

2. **吸痰刺激：** 在手术结束拔除气管导管时，常需要吸痰，以达到清理呼吸道的目的。当吸痰管刺激口咽部时，患者常会因为呛咳和躁动引起血压升高。

3. **低氧血症或高碳酸血症：** 在拔除气管导管后，某些患者可能出现轻度低氧血症，同时血二氧化碳水平升高，导致心率加快和血压升高。

4. 术后恶心呕吐：呕吐时交感神经活性增加，可表现为心率增快、血压升高。

5. 其他：比如术中输液或输血过多、低温、寒战、术后躁动等均会导致心率增快、血压升高。此外，尿潴留、颅内压增高使交感神经兴奋，也会引起血压升高。

患者：那么全麻术后高血压，对机体有什么危害吗？

麻醉科医生：如果血压升高没能及时纠正，就会增加心肌做功，容易引起心肌缺血、心律失常、脑血管意外和术后出血等并发症，这对合并心脑血管疾病的患者尤为显著。

患者：那么发生术后高血压时，麻醉科医生会帮助我们做些什么呢？

麻醉科医生：术后高血压的治疗主要是鉴别引起高血压的原因，排除一些可以纠正的因素。

1. 适当镇痛：如果是因伤口疼痛、躁动而血压升高的患者，麻醉科医生会追加适量的镇痛药物，但有些老年患者容易出现药物相关的呼吸抑制，因此使用后需要密切监测生命体征。此外，还可以选择在术前联合神经阻滞麻醉，既能够联合镇痛，还能减少药物用量，使患者能够早苏醒、早拔管，安静合作。

2. 减少吸痰刺激：选择合适的吸痰操作时机很重要，尽量在患者恢复咽喉反射前吸出分泌物，同时保证吸痰操作轻柔，每次吸引时间不宜过长。

3. 掌握合适的拔除气管导管时机：以避免发生术后低氧血症和高碳酸血症。

4. 止吐治疗：手术结束前常规应用止吐药物，尽量减少恶心呕吐的发生。

如果经上述处理后患者仍存在持续高血压，应该在严密监测生命体征的情况下,合理应用降压药物,主要治疗目的是在患者能耐受的情况下逐步降压,最大程度减少心脑血管并发症的发生。

患者: 原来是这样,那么以后我需不需要长期吃降压药物呢?

麻醉科医生: 对于既往没有高血压的患者,全麻术后的高血压通常为短暂性的,纠正可逆因素后可逐渐恢复正常,无须长期口服降压药。而对于中老年患者,仍需定期监测血压,必要时应在专科门诊就诊,评估是否需要加用长期降压药物。

对于术后持续重度高血压患者,若不能及时消除其发生原因和进行必要的处理,则可能导致心脑血管并发症的发生。麻醉科医生在术后应继续关注患者的生命体征,一旦发生血压升高,应及时识别原因及积极干预,避免发生不良预后。

(都 乐 李潇潇)

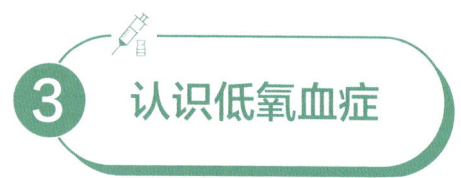

3 认识低氧血症

你有过全身麻醉手术的经历吗?我们时常听到麻醉科医生对患者说:"不要害怕,别紧张,睡一觉,睡醒了,手术就完成了"。很多患者都认为全身麻醉更舒适,但全身麻醉也存在一定的风险及并发症。

今天我们要介绍的是全麻手术术后的并发症之一:低氧血症。低氧血症是指血液中含氧不足,动脉血氧分压(PaO_2)低于同龄人的正常下限,主要表现为血氧分压与脉搏氧饱和度下降,是术后常见的并发症,对患者术后快速康复有一定影响,也是围手术期麻醉较为严重的并发症之一。一旦处理不及时，会危及患者生命安全。

了解术后低氧血症的原因、预防及处理对于麻醉科医生是十分必要的，这有助于麻醉科医生采取相应的预防措施并及时进行处理，保证患者安全。

患者术后发生低氧血症的原因包括患者因素、手术因素及麻醉因素。

1. 患者因素：老年、吸烟、睡眠呼吸暂停综合征、肥胖、肺功能障碍、心功能障碍患者术后低氧血症的发生率较高。患者术前全身状况、年龄、体重指数、基础疾病史、个体心肺功能等方面，与患者术后脉搏氧饱和度情况密切相关。

2. 手术因素：手术中麻醉药物作用、手术操作对肺部压迫，还有术后疼痛等都可能导致肺泡塌陷，出现肺不张，会影响氧气的摄取。大量输液、输血或者心功能不全等都可能引发肺水肿，也会让氧气交换受影响。手术中细菌、病毒感染引起肺部炎症，同样会造成患者发生低氧血症。气道阻塞、肺栓塞、贫血等因素，均会造成低氧血症。

3. 麻醉因素：由于不同麻醉方式的影响，术后疼痛会导致患者降低有效通气。气道不畅，导致氧供减少，氧耗增加。全麻药、阿片类药、肌松药等麻醉药物抑制患者呼吸，抑制肺的代偿功能。

一、如何预防低氧血症的发生

1. 术前全面评估：麻醉科医生术前访视患者，了解患者各系统脏器功能状态，为高危患者制订相应的处理措施及预案，为患者选择适合的麻醉方式，术中密切监测，合理用药，谨防不恰当的麻醉操作或手术操作对呼吸、循环系统造成不利影响。

2. **术后严格掌握拔除气管导管指征**：麻醉科医生、护士应掌握患者术后情况，注意监测阿片类药物导致的呼吸抑制和肌松药残留作用，预防再次置入气管导管的发生。

3. **术后管理**：术后充分镇痛，有效减轻患者紧张、焦虑情绪，减少因疼痛引发的呼吸抑制。加强患者术后护理，如鼓励深呼吸、排痰等，保持呼吸道通畅。

二、发生低氧血症应如何处理

1. 评估并消除造成患者低氧血症的原因，保持气道通畅（如压额举颏法或置入口咽或鼻咽通气道至咽部梗阻部位），气道的通畅是进行各种呼吸支持治疗的必要条件。

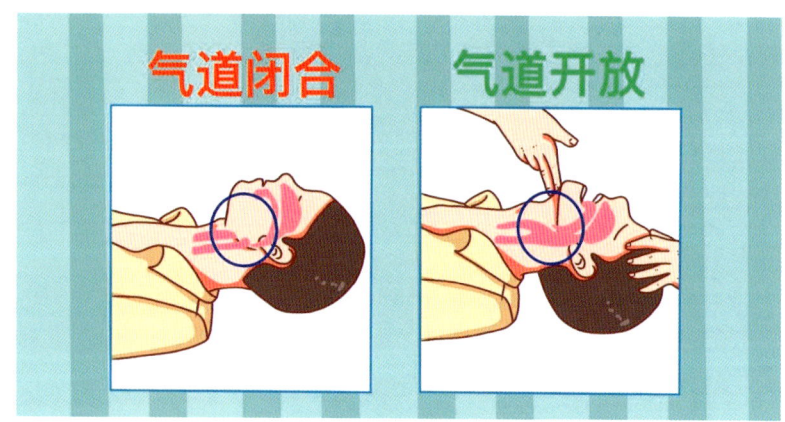

2. 及时进行氧疗，减少缺氧对机体各脏器造成的损伤，早期使用面罩或鼻导管吸氧，可迅速提高患者血液中的氧含量，有效改善低氧血症，从而维护组织的氧供/氧耗平衡。如脉搏氧饱和度持续低于90%时，应给予患者高流量、高浓度吸氧。同时注意二氧化碳的排出，预防二氧化碳潴留。而慢性阻塞性肺疾病患者须采用低浓度、低流量给氧治疗。

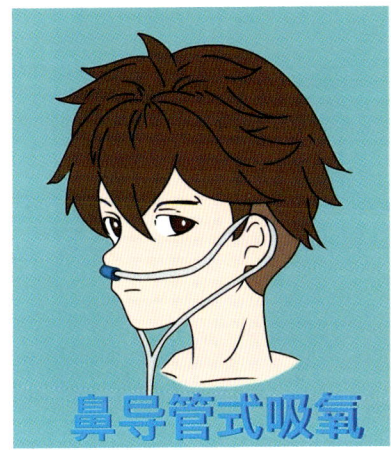 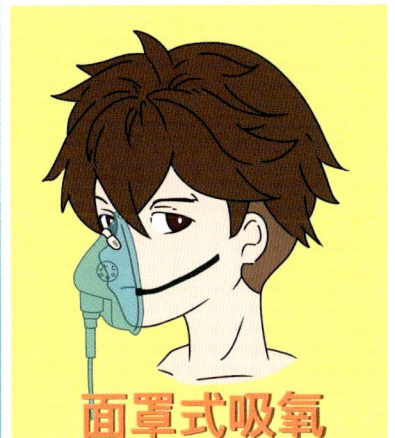

鼻导管式吸氧　面罩式吸氧

3. 必要时行呼吸和循环功能的支持治疗。行机械通气时，要间断监测患者动脉血气分析结果，调整呼吸参数设置，防止通气不足或明显过度通气。稳定患者循环功能，保障组织灌注，为血容量过低的患者及时补充血浆或者全血，预防并积极治疗内环境紊乱，预防酸中毒、毛细血管水肿造成组织缺氧。

受手术和麻醉的影响，术后早期患者可能存在不同程度的低氧血症，在术后恢复期间，应加强观察，严密监测，保障患者生命安全，一旦出现低氧血症，应及时处理，防止发生严重的并发症。

（隗全鸽　张欣宇）

4 与健康的牙齿有个"约会"

伴随着生活节奏不断加快,生活水平不断提高,人们越来越关注自身健康,牙齿健康与日常生活息息相关。俗话说:"牙好,身体好,吃嘛嘛香",我们必须把好牙齿健康这一关。牙齿犹如一颗牢牢长在泥土里的树木,树干立在地面上,树根深深埋在泥土里,而牙根和牙槽骨之间则有弹性纤维牵拉着。正常情况下,牙齿可以有一定限度的轻微松动,这种松动多半在咀嚼食物时才能产生,医生用器械去摇动牙齿时,可以发现牙齿有0.02 mm范围内的摇动度。这是一种生理性运动,它对牙齿来说,具有一定的保护作用。

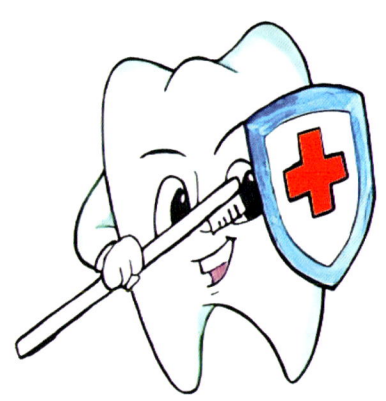

一、牙齿松动会导致咀嚼效率降低,哪些情况会引起牙齿松动?

1. 牙齿遭到外伤或咬合创伤,可能使牙齿发生松动。
2. 牙齿出现牙龈炎症状,如果炎症没有得到及时控制,就会发展成为牙周炎,导致牙齿松动。
3. 急性根尖周炎、颌骨骨髓瘤、颌骨内肿瘤均可引起病牙的松动。

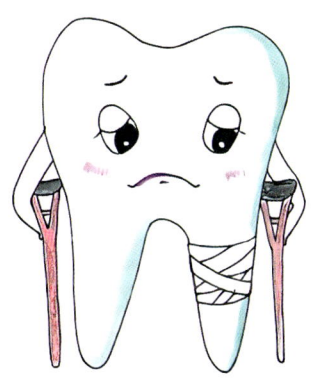

二、麻醉与牙齿损伤

1. 麻醉时出现牙齿损伤的原因有:操作不当、患者不予配合、术中患者抽搐、强行放置通气道或吸引管。
2. 全身麻醉中,发生牙齿损伤的概率:麻醉插管41.6%、麻醉维持28.5%、麻醉拔管2.7%、置入声门上装置4.6%、置入胃管3.4%、面罩通气1.5%、气管镜3%、胃肠镜3%。
3. 牙齿损伤的分类:①牙震荡;②牙折:细分为冠折、根折、冠根折;③牙脱位;④牙脱臼。

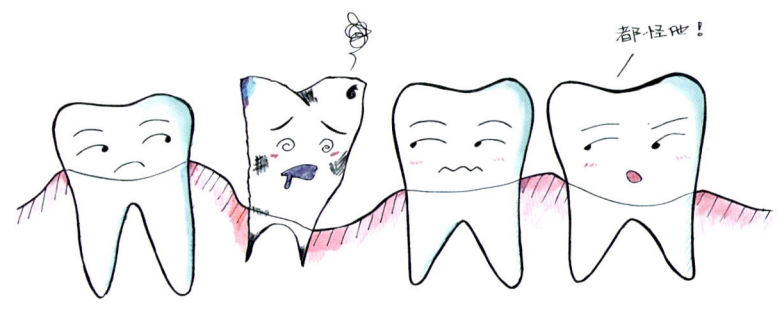

三、麻醉时，减少牙齿损伤的方法有哪些？

1. 重视术前访视

术前访视时，检查患者牙齿并做好记录，如：口腔卫生状况，牙齿有无松动、龋坏，牙列是否整齐等；麻醉科医生要充分了解不同年龄段患者的牙齿特点，做到心中有数，并根据患者牙齿损伤的程度提前准备好插管工具。

2. 操作方面

（1）经鼻盲探气管插管技术：经鼻盲探气管插管技术不通过口腔，其不接触牙齿，可减少牙齿损伤，但容易损伤鼻、咽喉黏膜，插管技术要求高，需要有经验的麻醉科医生才能完成。

（2）喉罩：婴幼儿至老年患者均可应用盲探法插入喉罩，但使用喉罩会受手术部位、患者体位的影响，适用范围有限。

（3）光束引导的插管芯：有不同种类光束引导的插管芯，先插入引导芯通过声门，再插入气管导管。

（4）纤维支气管镜：应用纤维支气管镜经鼻引导，在可视工具辅助下进行气管插管是减少牙齿损伤最有效的方法，尤其适用于困难插管的患者。

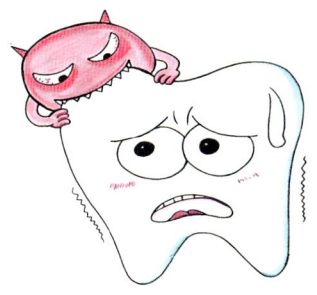

3. 保护牙齿

使用开口器,将口腔撑开,压力均匀分布于磨牙,使喉镜叶片远离切牙,从而减少牙齿损伤;纱布或者绷带都可以分别固定在镜片或牙齿上,以减少对牙齿和牙龈的损伤。

4. 应用特殊的护牙装置

(1)应用口腔科弹性打样膏充分保护好上切牙,使用喉镜时上提喉镜并尽量避免用上切牙作支点。

(2)牙齿不稳固的可在口腔科制作上颌垫,有助于减少牙齿损伤。

(3)丝线固定法:困难插管或牙齿畸形患者最好在插管前拔除松动牙齿或确认松动牙齿的位置,用牙线从牙缝中穿过,绑住松动牙,将牙线拉出口腔,用胶布固定在面颊上,起到定位和固定作用,避免松动牙脱落后掉入口腔引起窒息。

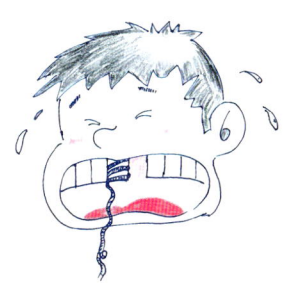

四、发生牙齿损伤应如何处理？

1. 如果牙齿完全脱位，将牙齿放入淡盐水或生理盐水中保存。
2. 向患者（或家属）解释牙齿损伤的原因。
3. 将损伤及相关事宜详细记录。
4. 立即进行必要的牙科治疗。

五、根据不同的牙齿损伤程度，应采取哪些处理措施

1. **牙齿脱落**：应迅速找到牙齿，必要时应用支气管镜取出脱位牙，以免误入气管，因为脱落的牙齿误入气管可造成下呼吸道机械性梗阻，导致通气困难，后果十分严重。必要时行胸部X线检查。
2. **牙齿冠折**：折断部分尽量保留复位。牙本质或牙髓暴露，应紧急治疗，防止疼痛和感染。
3. **牙桥、牙冠松动**：应根据冠桥下方松动牙的情况进行重新粘接或重新修复治疗。

术日清晨患者可以做好口腔清洁工作，正常刷牙，等待手术。术后根据患者恢复情况，每日进行漱口、刷牙或由医护人员给予口腔护理，保持口腔清洁及牙齿健康，有助于疾病恢复。

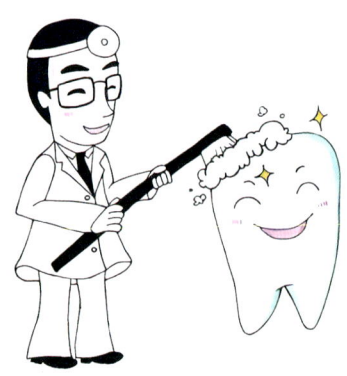

（张　静　许影婕）

第五章
疼痛管理

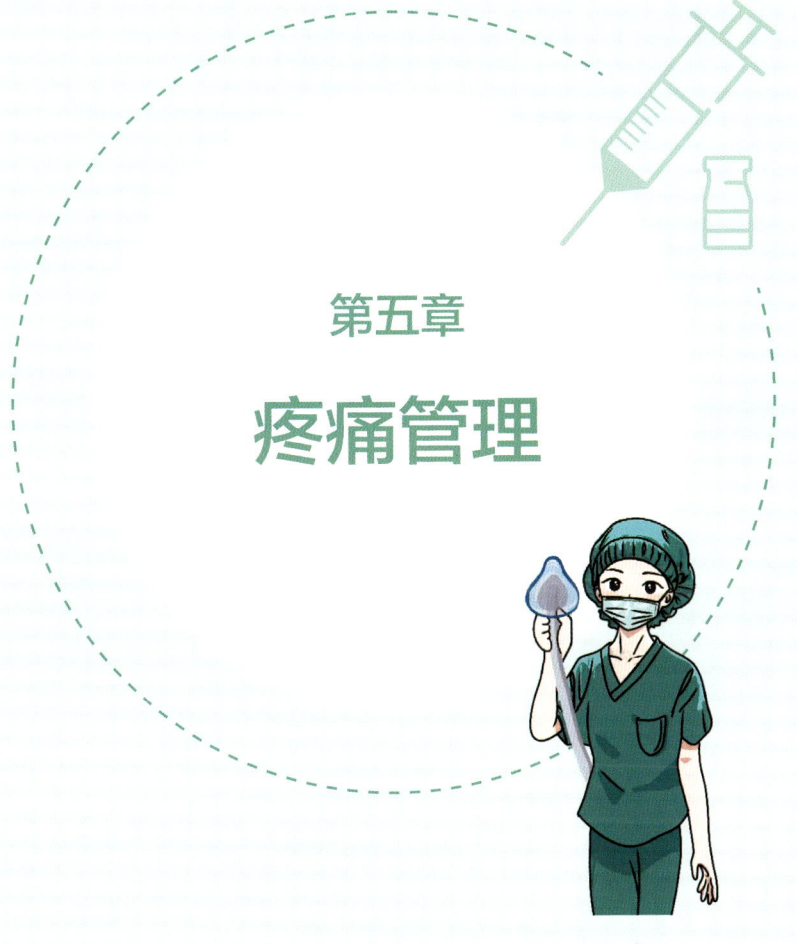

1 股神经阻滞，"泵"走疼痛

随着人口老龄化的程度不断加深，我国患骨性关节炎的人数也逐渐增多，60岁以上人群患病率达到78.5%，65岁以上人群患病率则高达90%。

骨性关节炎特征是关节软骨发生退行性病变，并在关节边缘有骨赘形成。临床表现主要有4个：关节疼痛、关节僵硬、关节肿大、功能障碍。

据世界卫生组织统计，骨性关节炎致残率高达53%。其中最常见的是膝骨性关节炎。治疗终末期膝骨性关节炎最重要的手段是全膝关节置换术。

全膝关节置换术就是将病变晚期的膝关节用人工关节假体替换掉。手术结束以后，剧烈的疼痛往往影响患者术后早期功能锻炼，因术中多处截骨加上手术切口疼痛，视觉模拟疼痛评分可达7~10分，属于重度疼痛。

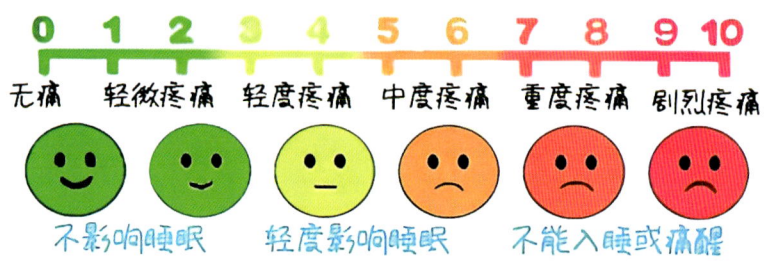

但社会在发展，医学在进步，有个好办法可以减轻这种剧烈疼痛。麻醉科医生可以提供一种称为股神经阻滞的麻醉方法，它是由麻醉科医生通过超声仪引导，借助神经刺激器，将局部麻醉药通过穿刺针导管置入到股神经旁，然后连接镇痛泵，持续输注药物从而减轻疼痛。

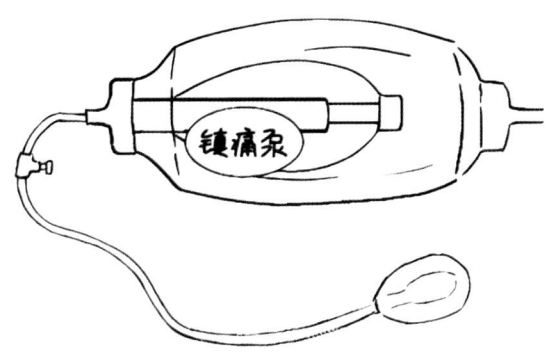

镇痛泵可自行持续泵入药物，按钮的建议按压时刻为：锻炼前、切口处疼痛时。镇痛泵在不夹闭的情况下，最长使用时间为48小时。为防止股神经导管脱出和镇痛泵掉落，术后下床或者早期功能锻炼之前，需要妥善固定镇痛泵及导管。患者使用镇痛泵期间以及股神经导管拔出后6小时以内，药物未完全代谢，患者首次下地活动时需他人协助，防止跌倒。

以下是安装镇痛泵后的常见问题：

患者："装了镇痛泵，我怎么还疼？"

麻醉科医生：镇痛泵的作用是减轻疼痛，不是止住疼痛。

患者："那不能止住疼痛，还有什么其他办法可以缓解吗？"

麻醉科医生：除了镇痛泵以外，还有口服药物、静脉输液等多模式镇痛方法。

全膝关节置换术后的**多模式镇痛**

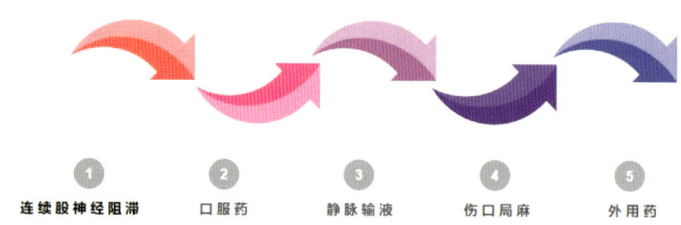

1. 连续股神经阻滞　2. 口服药　3. 静脉输液　4. 伤口局麻　5. 外用药

患者："我怎么看镇痛泵'走'完了？"

麻醉科医生："镇痛泵泵身有标线对准的刻度，可以提示镇痛泵剩余液量。"

患者："如果镇痛泵没'走'完，我能下地吗？"

麻醉科医生："当然可以，佩戴镇痛泵期间，因为药物未完全代谢，所以首次下地活动时需他人协助，防止跌倒。"

（李丹丹　许影婕）

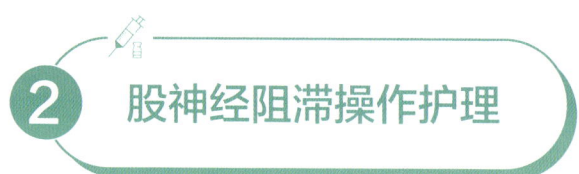

2 股神经阻滞操作护理

全膝关节置换术是治疗终末期骨性关节炎最重要的治疗方法，是将病变晚期的膝关节使用人工关节假体进行替换。全膝关节置换术后疼痛属于重度疼痛甚至剧烈疼痛。说到这里，您是不是在为膝关节置换术后的剧烈疼痛而担心？

目前麻醉科医生可以应用超声技术，在超声仪引导下进行以神经阻滞为主的多模式镇痛方法，完全可以消除患者的顾虑。现在，我们就来认识一下全膝关节置换术后镇痛方法之一：股神经阻滞，它是由麻醉科医生通过超声仪引导，借助神经刺激器，将局部麻醉药通过穿刺针导管置入到股神经旁，然后连接镇痛泵，持续输注镇痛药物从而缓解疼痛。

麻醉科医生连续股神经阻滞操作时，麻醉护理配合尤为重要：

一、操作前护理

1. 核对：核对患者信息以及手术部位，患者与三方核查表之间信息及手术名称需一致。

2. 询问：询问患者既往史：高血压、糖尿病、心脏病病史，有无规律服药；有无过敏史，以及青光眼、哮喘病史。

3. 准备：准备操作用物：一次性穿刺包，超声仪，神经刺激器，穿刺针套装，盐酸罗哌卡因注射液，0.9%氯化钠注射液；连接心电监护仪，监测患者的生命体征；保持静脉通道的通畅；患者取平卧位，两腿稍分开，充分暴露阻滞部位，上至腹股沟区域，下至小腿中段，操作区域外要注意保护患者的隐私以及保暖。

4. 健康宣教：给予患者心理疏导。处在一个陌生环境下患者难免出现孤单、紧张焦虑，需要麻醉科护士用专业的护理知识安抚患者，告知患者，当医生操作时膝关节会出现一跳一跳的反应，属于操作定位时的正常反应，避免过度恐慌。

二、操作中护理

1. 股四头肌收缩和提髌动作：需要协助麻醉科医生准确判断股四头肌收缩和提髌动作，它是定位成功的判断标准。并且麻醉科护士需要通过对神经刺激器释放的电流进行调整，来协助医生寻找精准穿刺定位点，从而达到最佳镇痛效果。

2. 观察局麻药中毒反应：协助麻醉科医生推注局麻药时，每推注5 ml回抽一次，防止局麻药误入血管内，引起局麻药中毒。首先一定要准确识别局麻药中毒的早期症状：口干、恶心、头晕、舌头发麻、窦性心动过缓、血压下降、呼吸困难。其次要避免给患者带来更严重的后果：惊厥、昏迷、心室颤动甚至心搏骤停。

一旦出现局麻药中毒早期症状，需要进行以下处理：

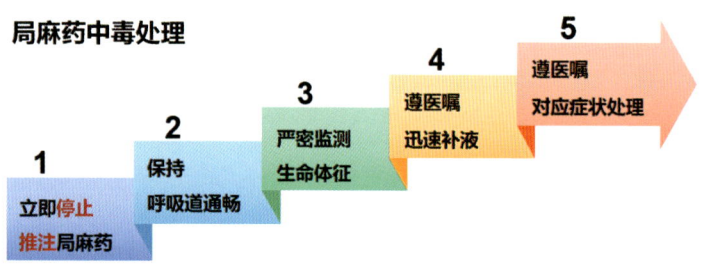

三、操作后护理

1. 健康宣教：宣教镇痛泵使用方法。镇痛泵是利用弹力回弹的工作原理，球囊样装置里是配置好的镇痛药物，它会自行持续泵入药物。按钮的建议按压时刻为：锻炼前、切口处疼痛时。15分钟以内只能按压1次，多次按压无效，以防止药液过量输入，造成不良后果；镇痛泵在不夹闭的情况下，最长使用48小时。要防止股神经导管脱出和镇痛泵掉落。术后下床或者早期功能锻炼之前，需妥善固定镇痛泵。患者带镇痛泵期间以及股神经导管拔出后6小时以内，药物未完全代谢，患者首次下地活动时需他人协助，防止跌倒。

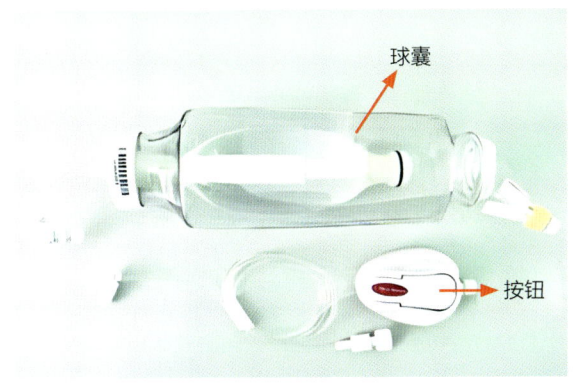

2. 术后疼痛管理：通过患者术后镇痛泵随访工作，开展延续性护理。在术后第二天到患者床前，核对患者信息无误后，首先需要判断患者是否熟练掌握镇痛泵的使用方法以及使用是否规范；检查患者的穿刺部位是否有渗液，如有渗液，需要立即通知医生处理；检查导管与镇痛泵的连接是否完好，同时查看镇痛泵药物剩余量；对患者进行动静态疼痛视觉模拟评分。患者有无不良反应，膝关节活动度以及屈曲度，按压次数，是否补救用过其他镇痛药物，均录入到镇痛泵管理系统。对患者使用镇痛泵进行效果评价，疼痛视觉模拟评分≥3分要联系病房责任护士和医生给予处理。

"泰山不拒细壤，故能成其高；江海不择细流，故能就其深。"护理工作任务繁重且劳累，但更需要我们专业且优质的护理，保证患者的围手术期安全。优质护理是对护理工作全心全意的敬畏和热爱，是无怨无悔的投入和付出，是尽职尽责的担当和承诺，是医护人员的奉献和坚守。

（李丹丹　赵熙文）

3. 站着痛，坐着痛，躺着也痛！解密镇痛利器——镇痛泵

疼痛被世界卫生组织确定为继血压、呼吸、脉搏、体温之后的"第五大生命体征"。每年的10月11日为"世界镇痛日"。国际疼痛学会也提出，消除疼痛是患者的基本权利和医护人员的神圣职责。越来越多的医院为实现患者舒适化医疗而努力。临床中采取多模式镇痛，使患者在整个就诊过程中，提高舒适程度，从而加速术后康复，镇痛泵的广泛应用是重要的助力因素。

患者自控镇痛泵（patient controlled analgesia，PCA）是一种在患者需要时能提供镇痛药物的输液泵，被广泛应用于患者舒适化医疗服务过程中。其由患者自身控制，当患者意识到疼痛时，可按下镇痛泵中的自控按钮，由计算机控制的微量输液泵向静脉注射设定剂量的镇痛药液，以达到减轻或缓解疼痛的目的。

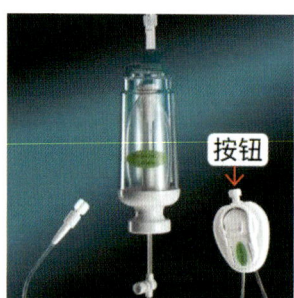
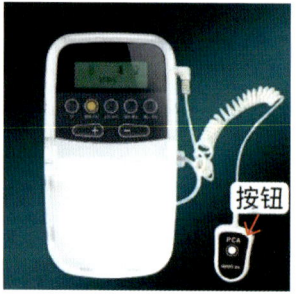

小美：我下周要做膝关节置换手术，听说那个手术很疼，是真的吗？

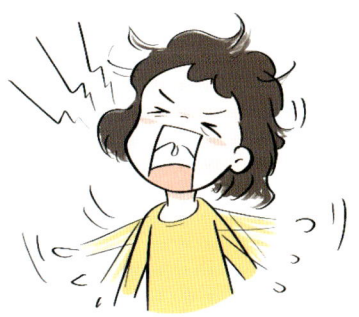

麻醉科护士：手术都会引起疼痛，因为手术部位、创伤大小和个人对疼痛的敏感性不同，所以感受到疼痛的严重程度不同。

麻醉科医生：是的。一般来说胸部、腹部、脊柱等部位的手术，以及关节置换、韧带重建等类型手术术后疼痛程度比较严重。

张奶奶：小姑娘就是太娇气了，术后疼痛很正常，忍一忍就过去了。

麻醉科医生：张奶奶，您这种观点有点过时哦！术后疼痛会使患者出现焦虑不安、失眠。更为严重的是疼痛会造成患者心率增快，血压升高，增加机体的耗氧量，不利于手术后恢复。

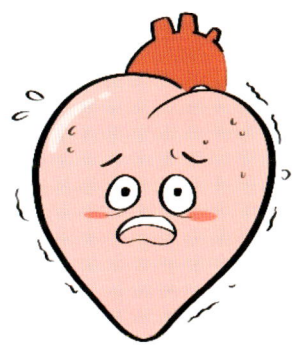

小美：是呀是呀，我很怕疼的。疼痛不敢呼吸是否会增加肺部感染风险？不能及时下床活动，也会增加术后下肢深静脉血栓的发生率吗？

麻醉科护士：小美说的很对，因为疼痛，一些患者不敢深呼吸、不敢咳嗽，也会增加术后肺部感染的概率。术后疼痛限制了活动，下肢静脉血栓发生的概率也会增加。

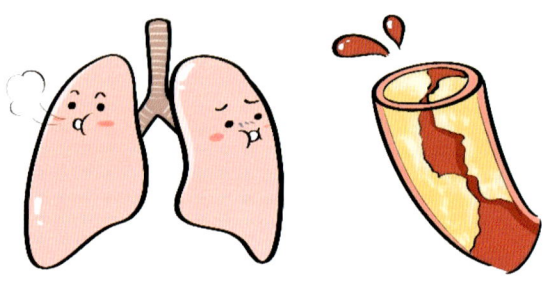

麻醉科护士：术后疼痛还会使患者出现焦虑不安、失眠。不仅如此，因疼痛导致患者血压升高、血管痉挛，可能会使其在原有疾病的基础上，并发脑梗死、心肌梗死、肺栓塞等严重并发症。

小昊：所以，我建议小美请麻醉科医生评估一下你的病情及手术情况，采用自控镇痛泵减轻术后的疼痛，可以更快地恢复哦。

张奶奶：自控镇痛泵？是连接在哪里的？

麻醉科医生：据镇痛方法的不同，镇痛泵可连接于不同位置：可以连接在患者的静脉通路上，也可以连接在硬膜外导管上。

麻醉科医生：您在病房恢复期间，如自觉疼痛加重，例如翻身、咳嗽、下床行走、康复训练时，可提前5~10分钟自行按压自控按钮，待镇痛药物充分起效后再行动，会有效减轻疼痛。

张奶奶：哪个是自控按钮？

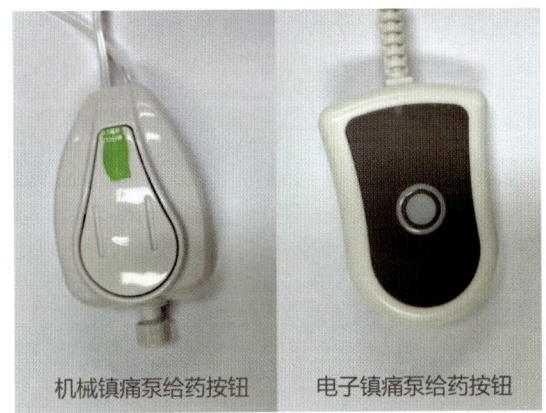

机械镇痛泵给药按钮　　电子镇痛泵给药按钮

小昊：就是这个。

麻醉科医生：小昊真棒。

张奶奶：我自己按？自己给药，会不会给药过多而不安全呢？

麻醉科医生：镇痛泵都设置了锁定的间隔时间，两次给药间隔至少10~20分钟。同时每个镇痛泵都设置了极限给药量，这就保证患者自己操作也不会给药过量。

麻醉科护士：需要注意的是，患者要根据自身疼痛情况，尽量自己按压自控按钮，而不是由家属代劳。

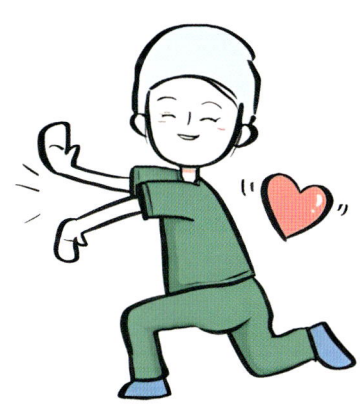

张奶奶： 那这个镇痛泵有什么不良反应吗？

麻醉科医生： 镇痛泵内的药物是麻醉科医生根据患者病情所选用的，因为存在个体差异，部分患者会出现恶心呕吐，但不必担心，我们有缓解恶心呕吐的药物，可以对症使用，减轻不适。

麻醉科护士： 术后恶心呕吐严重的话，要告知病房医护人员及麻醉科镇痛随访医护人员，他们有办法来缓解您的不适。

小美： 嗯嗯，好的。谢谢麻醉科医生和护士。

从神农尝百草开始，千百年来所有医者一直以减轻患者痛苦为己任。如今术后镇痛泵的广泛应用，减轻了患者的痛苦和不适，消除了由疼痛带来的焦虑、恐惧，减少了各类并发症的发生，促进了围手术期加速康复理念的开展，以达到舒适化医疗的目的。

（霍金金　刘凯茜）

4 术后疼痛扛不住了怎么办？别硬撑，专家教你这样做

美国医生保罗·布兰德在《疼痛，无人想要的礼物》一书中提到："疼痛是上天送给人类的礼物，因为有了疼痛，人类可以及时躲避伤害性刺激，从而避免更大的伤害。"然而，事实真的是这样吗？在医学上，疼痛并没有值得"赞扬"的地方。相反手术造成的疼痛，特别是术后疼痛，会给人体带来强烈的应激反应，对患者各器官系统产生不利影响。

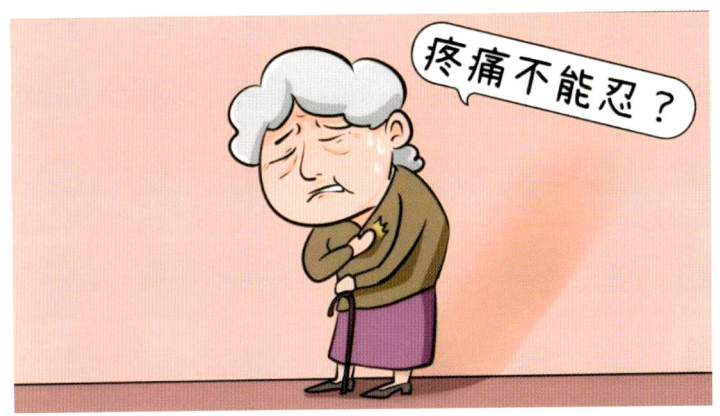

一、术后疼痛对机体的影响

术后疼痛是机体受到手术创伤（组织损伤）后的一种反应，包括生理、心理和行为上的一系列反应。术后疼痛虽可警示患者减少患处活动，但其带来的不良影响更值得关注。术后及时采取有效的镇痛措施，不仅可以减轻患者的痛苦，还有利于患者康复。那么，疼痛对机体有哪些影响呢？

1. 疼痛对循环系统的影响：疼痛会导致患者心率增快，血管收缩，心脏负荷增加，心肌耗氧量增加，冠心病患者心肌缺血及心肌梗死的危险性增加。

2. 疼痛对呼吸系统的影响：手术创伤激活伤害性感受器，进而触发多条有害脊髓反射弧，使膈神经兴奋的脊髓反射性抑制，导致患者术后肺功能降低。这种影响特别体现在上腹部和胸部手术后。此外，疼痛导致患者不敢呼吸或呼吸浅快，致使通气量减少；患者无法有力咳嗽，不能清除呼吸道分泌物，导致肺不张和其他肺部并发症。

3. 疼痛对胃肠功能的影响：疼痛可导致胃肠蠕动减少和胃肠功能恢复延迟。

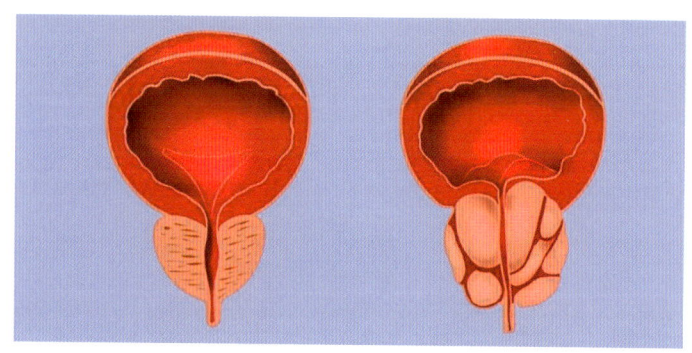

4. 疼痛对泌尿系统的影响：疼痛导致尿道及膀胱肌运动力减弱，会引起尿潴留。

5. 疼痛对骨骼、肌肉和周围血管的影响：疼痛导致肌张力增加，引起肌肉痉挛，限制机体活动，可能会导致下肢深静脉血栓的发生，甚至引起肺栓塞。

6. 疼痛对神经内分泌及免疫系统的影响：疼痛导致神经内分泌应激反应增强，引发术后高凝状态及免疫炎性反应；交感神经兴奋导致儿茶酚胺和分解代谢性激素分泌量增加，合成代谢性激素分泌量减少；抑制体液和细胞免疫。

7. 对心理情绪方面的影响：疼痛会导致患者出现忧虑、紧张等不良情绪。

二、疼痛强度评分方法

视觉模拟评分（visual analogue scale，VAS）是最常用的一种疼痛强度的单维度测量评估工具。早期VAS主要由一条100 mm的直线组成，该直线的一端表示"完全无痛"，另一端表示"能够想象到的最剧烈的疼痛"或"疼痛到极点"。患者会被要求在这条线上相应的位置做标记，以代表他们当时体会到的疼痛强烈程度。

VAS经过后续修订，形成了脸谱图，在VAS标尺旁边标有易于小儿理解的笑或哭的脸谱，主要适合用于7岁以上、意识正常的小儿进行各种性质的疼痛评估。

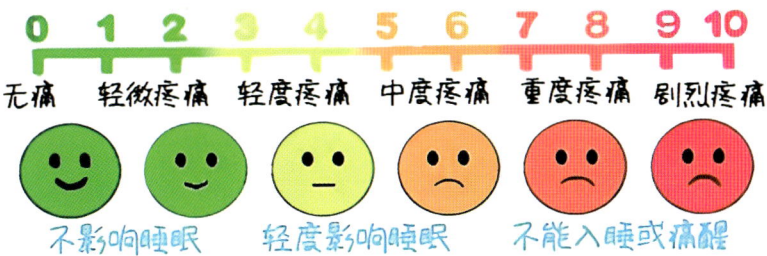

三、疼痛的阶梯治疗

1. 第一阶梯：轻度疼痛　非阿片类加减辅助镇痛药：对乙酰氨基酚、阿司匹林、布洛芬。

2. 第二阶梯：中度疼痛　弱阿片类加减非甾体抗炎药加减辅助镇痛药：可待因、盐酸布桂嗪、曲马多、哌替啶。

3. 第三阶梯：重度疼痛　阿片类加减非甾体抗炎药加减辅助镇痛药：吗啡。

四、术后镇痛管理

术后镇痛方法包括：多模式镇痛、局麻药物镇痛、静脉注射药物镇痛、患者自控镇痛（patient controlled analgesia，PCA）、口服药物镇痛、肌内注射药物镇痛等。

其中，PCA是目前术后镇痛最常用和最理想的方法，具有起效快、无镇痛盲区、血药浓度相对稳定、可通过冲击剂量及时控制暴发痛、用药个体化、患者满意度高等优点，适用于术后中重度疼痛管理。患者可以得到个性化镇痛方案。

针对常用的电子静脉泵参数，它的设置有何要求呢？

（1）负荷剂量（loading dose）：指PCA开始时首次用药剂量。

（2）持续剂量（continuous dose）或背景剂量（background dose）：镇痛泵里的药物会以一定的速度持续输注，以便给予患者一个小的基础镇痛剂量。目的是维持稳定的血药浓度，保证术后稳定持续的镇痛效果。

（3）单次注射剂量（bolus dose）：每次按压PCA泵所给的镇痛药剂量。

（4）锁定时间（lockout time）：指两次有效给药的间隔时间，其意义在于如果患者的两次按压时间在锁定时间以内，第二次按压将被视为无效。

术后疼痛对机体会产生诸多不良影响，随着医学不断发展，麻醉方案不断优化，多模式镇痛理念不断推进，如何缓解或减轻术后疼痛愈发引起患者关注。镇痛泵在临床中的应用能有效减轻术后疼痛，有针对性的镇痛方案可以减少麻醉并发症发生，实现患者就医全过程的舒适化，促进患者快速康复，早日回归家庭。

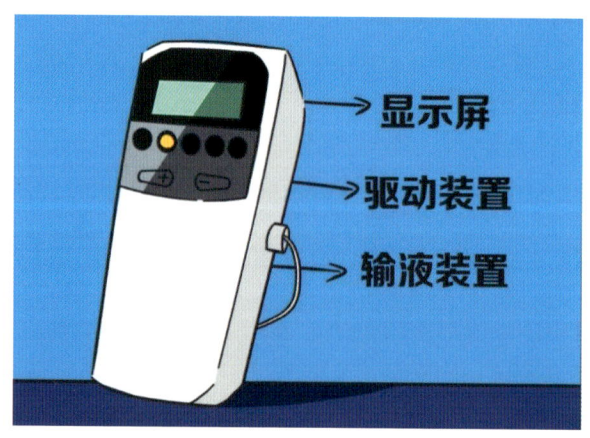

（隗金鸽　邓　莹）

5 分娩镇痛是否会给胎儿造成不利影响?

分娩可能是一名女性生命中经历的最痛苦事件之一,如果没有临床禁忌证,产妇都应该获得一定程度的镇痛服务。但大部分产妇在面对分娩镇痛时,其自身或家属往往会存在一些疑问:"分娩镇痛会影响母婴健康吗?""是否会影响哺乳?""是否会影响孩子的智力发育?"在解答这些疑问之前,我们首先需要了解什么是分娩镇痛?

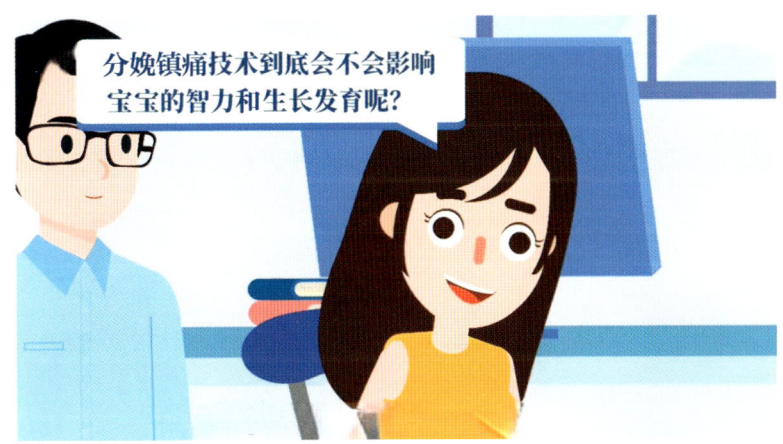

一、什么是分娩镇痛？

分娩镇痛是以遵循产妇自愿和临床安全为原则，通过麻醉科医生实施有效的分娩镇痛技术，以最大程度减轻产妇分娩时疼痛的医疗服务。其采用向椎管内注射麻醉药物的方法以有效地阻断感觉神经纤维，从而减轻产妇感受到的疼痛。常见的分娩镇痛技术有：硬膜外镇痛、脊髓-硬膜外联合镇痛、单次注射脊髓镇痛、局部麻醉镇痛（阴部神经阻滞）、吸入镇痛（N_2O）、静脉注射镇痛药物等。其中硬膜外分娩镇痛技术效果确切，可控性好，对母婴影响小，留置硬膜外导管在紧急情况下还可用于剖宫产麻醉，被世界卫生组织推荐作为分娩镇痛的"金标准"，在临床应用最为广泛。

硬膜外分娩镇痛技术主要流程包括：

1. 产程开始后，产妇提出分娩镇痛诉求。产科医师、麻醉科医师进行综合评估，确定无相关禁忌证后，制订镇痛方案，向产妇及其家属宣教并签署知情同意书。

2. 准备相关物品，进行生命体征监测，开放静脉通路。

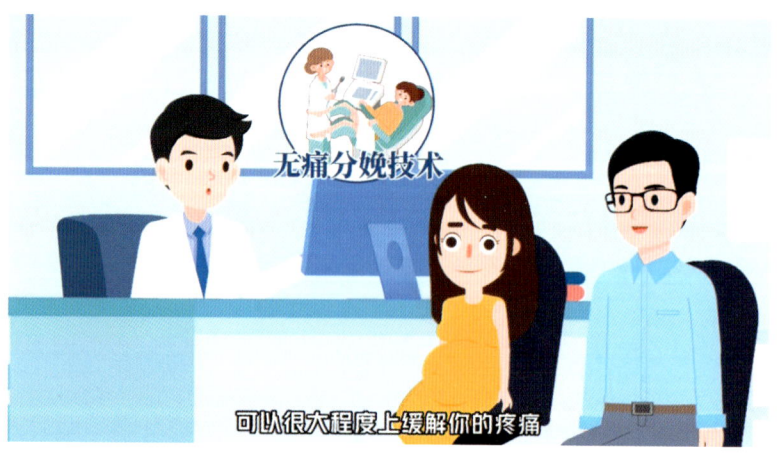

3. 麻醉科医师完成硬膜外穿刺、置管、注药相关操作，连接并启动镇痛药物输注装置。

4. 麻醉科医生对产妇进行监测与评估，及时处理镇痛不全及其他异常情况，必要时配合产科医生进行中转剖宫产麻醉。

5. 待产妇完成分娩后，麻醉科医生进行随访，拔除硬膜外导管，评估镇痛患者满意度，处理分娩镇痛并发症。

二、分娩镇痛会影响胎儿吗？

分娩镇痛技术历史悠久。1853年，英国维多利亚女王生产时采用氯仿镇痛顺利诞下了王子，推动了分娩镇痛的发展。截至2024年，美国的平均分娩镇痛率已达73%，大部分欧洲国家分娩镇痛率也在稳步上升。分娩镇痛技术在我国起步较晚，但进展迅速。通过无痛试点医院的推动，相关医院椎管内分娩镇痛率已大幅提高。因此，我国分娩镇痛技术已较为成熟，具有标准化的诊疗流程。

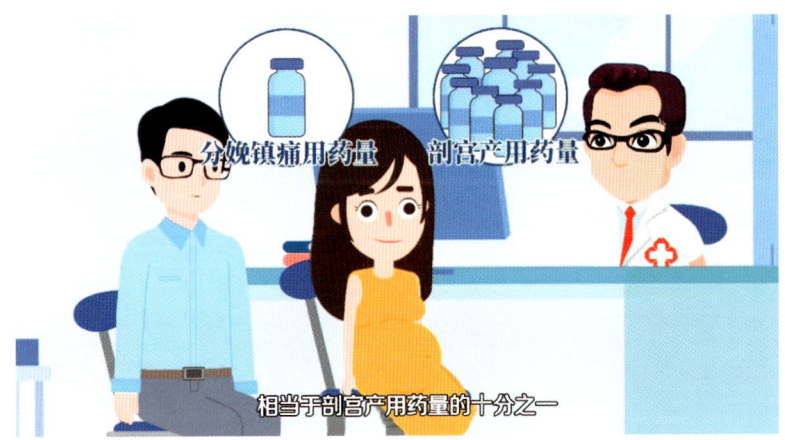

目前临床上常用的分娩镇痛药物为低浓度（≤0.1%）布比卡因/罗哌卡因与阿片类药物（芬太尼、舒芬太尼）配伍成的混合制剂，药物的种类和剂量由麻醉科医生根据产妇的具体情况决定并不断调整，以低浓度、高容积局麻药，少阿片，全程管理为核心，仅阻滞感觉神经，保留运动神经，实现"可行走"的分娩镇痛。正因为使用的麻醉药物浓度非常低，且为椎管内途径注药，药物往往只作用于神经根，进入母体血液循环影响胎儿的剂量微乎其微，因此几乎不会对胎儿造成影响。

美国妇产医师协会于2019年编撰的产科镇痛与麻醉指南已明确表明，硬膜外分娩镇痛不会增加剖宫产率（A级证据），不应因此而放弃接受镇痛的机会。分娩镇痛可以使产妇在第一产程得到充分休息，为后续的分娩储备体力；降低产妇因为剧烈疼痛产生的应激反应，增加胎盘绒毛间血流量，改善胎盘灌注。许多研究已表明，分娩镇痛可以改善胎儿缺氧、降低新生儿酸中毒风险，对于母婴来说均是有益的。

三、分娩镇痛会影响哺乳吗？

正如前文所言，实施硬膜外分娩镇痛时药物的剂量和浓度都非常小，通常只作用于局部神经根，极少吸收入母体的血液，因此随乳汁分泌的可能性就更低，所以从理论上来说硬膜外分娩镇痛不会影响哺乳。母乳喂养受影响因素较多，可包括既往母乳喂养经验、爱婴医院政策、孕产妇的教育和支持、产妇分娩后产假以及地域和个人信仰等，大部分提出反对意见的研究均存在未能控制混杂因素的情况，因此目前无法得出硬膜外分娩镇痛和成功母乳喂养之间的明确因果关系。如果存在影响，硬膜外分娩镇痛在这种复杂的关系中可能只起很小的作用，不应由于担心对母乳喂养产生影响，而避免选择分娩镇痛。

从分娩镇痛的发展史来看，硬膜外分娩镇痛技术曾被怀疑，但随着相关领域研究的深入以及规范化，目前已逐渐形成了成熟而健全的体系。2020年《中国椎管内分娩镇痛专家共识》表明，在产程的任何阶段，只要孕妇有意愿，且评估无相关禁忌证后，麻醉科医生都应该予以分娩镇痛服务。

值得一提的是，所有的镇痛手段均只能缓解疼痛，而不是让疼痛消失，所以在接受分娩镇痛前应当适当控制期望。当然，对于分娩镇痛的探究还在路上，麻醉科医生会继续探索效果更好、副作用更少的镇痛技术，进一步提升分娩镇痛和产科麻醉质量，为产妇安全和母婴健康提供坚实的安全保障。

（李　响　许影婕）

6 产后不痛，妈妈好轻松！如何选择合适的剖宫产术后镇痛方式？

剖宫产术后疼痛是一种普遍现象，几乎每位经历剖宫产的产妇都无法避免。据统计，约20%的剖宫产术后产妇会经历急性重度疼痛，尤其是在术后24～48小时。疼痛会影响产妇早期下床活动、护理新生儿等，延迟器官功能恢复，增加产妇焦虑和抑郁情绪。此外，术后长期卧床还会增加深静脉血栓、肺炎等并发症的发生风险，影响产妇母乳喂养的顺利进行，降低产妇与新生儿的互动频率。因此，剖宫产术后的疼痛管理是产后康复中的一个重

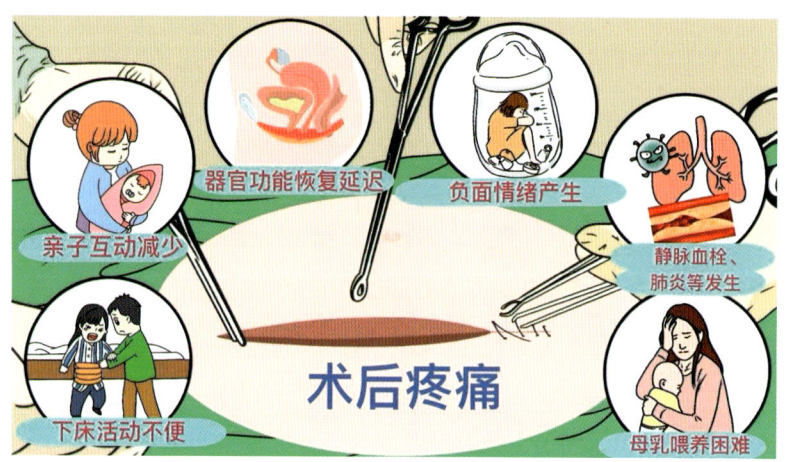

要环节,值得高度重视。

一、如何评估剖宫产术后疼痛?

疼痛是一种主观感受,因人而异。因此,剖宫产术后疼痛的评估通常需要依靠产妇的主观反馈。临床上,常用的疼痛评估方法包括视觉模拟评分、数字评分和面部表情评分等。这些评分方法通过询问产妇或观察其表情和行为,来了解疼痛的程度。通常,疼痛评分分为0~10分,0分代表无痛,10分为难以忍受的极度疼痛。

除手术创口本身带来的疼痛外,还有其他许多因素会导致和加剧术后疼痛。首先,个体对疼痛的敏感性不同,部分产妇对疼痛更为敏感。其次,手术的复杂程度、手术时间长短以及术中操作技巧都会影响术后疼痛的严重程度。再次,产妇术后的心理状态也可能影响她们对疼痛的感知。焦虑、抑郁等负面情绪会放大疼痛的感受。最后,产妇是否接受有效的术后镇痛措施也是影响疼痛体验的关键因素。

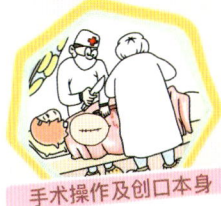 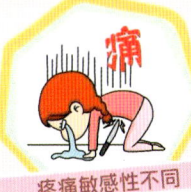 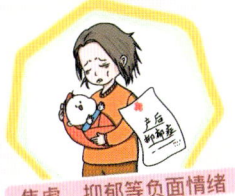

导致术后疼痛的原因：手术操作及创口本身；疼痛敏感性不同；焦虑、抑郁等负面情绪

二、剖宫产术后镇痛的方法有哪些？

为了缓解剖宫产术后疼痛，麻醉科医生会根据产妇的个体情况，采用不同的镇痛方法帮助她们度过恢复期。目前临床常见的镇痛方法包括椎管内镇痛、静脉镇痛、区域阻滞镇痛和口服药物镇痛等。

1. 椎管内镇痛：麻醉科医生通过在产妇脊柱的硬膜外或蛛网膜下腔注射药物，能够在剖宫产手术过程中及术后持续提供镇痛效果。椎管内镇痛优点在于可以长时间稳定地控制疼痛，产妇还可通过患者自控硬膜外镇痛（patient controlled epidural analgesia，PCEA）个体化镇痛，对产妇的全身影响较小，但对有脊柱畸形、出血倾向或相关药物过敏史的产妇不适用。

2. 静脉镇痛：患者自控镇痛（patient controlled analgesia，PCA）是一种让产妇通过手持泵按钮自控药物释放的镇痛方式。麻醉药物通过静脉输注到血液中，从而缓解疼痛，但对有肝肾功能异常或相关药物过敏史的产妇需要谨慎使用。

3. 区域阻滞镇痛：区域阻滞包括腹横肌平面阻滞（transversus abdominis plane block，TAP）等方法，属于局部麻醉的一种。这类镇痛方法通过向神经周围注射麻醉药物，阻断痛觉传导。区域阻滞的镇痛效果可以持续数小时，但对于有药物过敏或局部感染的产妇不适用。

4. 口服药物镇痛：常用的口服镇痛药包括非甾体抗炎药和阿片类药物。非甾体抗炎药如布洛芬，主要用于缓解轻中度疼痛；阿片类药物如曲马多、吗啡等用于控制中重度疼痛，但需要注意的是，阿片类药物有一定的成瘾风险，因此需要在医生指导下使用。

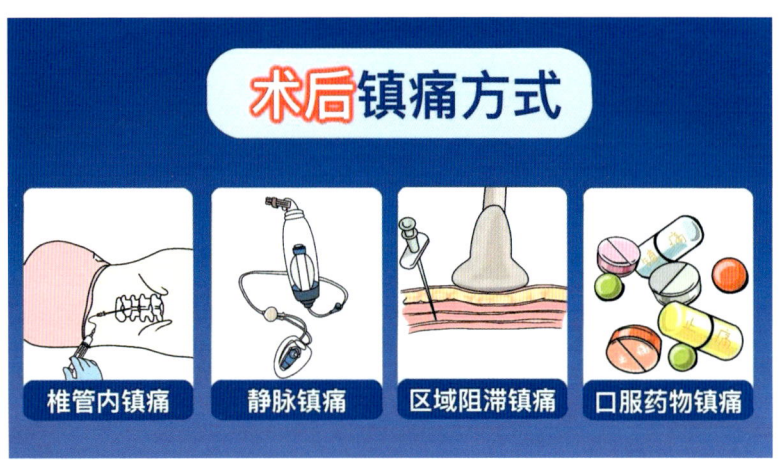

三、剖宫产术后镇痛相关问题

1. 术后镇痛是否会影响母乳喂养？

镇痛药物是否会影响母乳喂养是许多新手妈妈关心的问题。事实上，大多数用于剖宫产术后镇痛的药物，如非甾体抗炎药和短期使用的阿片类药物，其通过乳汁传递到婴儿体内的量极少，不会对母乳喂养产生明显影响。然而，建议在使用镇痛药物时，还是要遵循医生的建议，选择对母乳喂养安全的药物并且合理使用。

2. 术后镇痛是否真的能够做到完全无痛？

镇痛的目标是让产妇术后感受到的疼痛降至可耐受范围内，而不是完全无痛。即便是使用最强效的镇痛方式，也很难让产妇完全不感受到疼痛。因为疼痛感不仅来自于伤口，还可能包括肌肉酸痛、内脏牵拉等其他不适。有效的镇痛可以让产妇在日常活动中不再感到难以忍受的疼痛，但并不代表完全无痛。产妇应保持合理的期望，理解术后恢复过程中的一些不适是正常的。

剖宫产术后疼痛是许多新手妈妈都会经历的挑战，但幸运的是，现代医学提供了多种有效的镇痛方法，能够帮助大家平稳度过这一恢复阶段。无论是椎管内镇痛、静脉镇痛还是口服药物镇痛，每种镇痛方法都有其适应和禁忌人群，产妇应根据自身情况，在医生的指导下选择最适合自己的方案。同时，剖宫产术后镇痛不会显著影响母乳喂养，但也很难做到完全无痛。通过科学合理的镇痛管理，产妇可以减少术后不适，尽早恢复正常生活。

（韩登阳　王洁初）

7 生娃不怕痛，了解一下分娩镇痛

自然分娩过程中，会因强烈的宫缩、骨盆扩张等原因引发产妇剧烈疼痛。有些女性可能因疼痛产生过度焦虑甚至影响产程进展。分娩镇痛技术的应用大大提高了分娩过程的舒适度，同时也减轻了由于疼痛带来的心理和生理压力。分娩镇痛指的是通过医学手段，尤其是麻醉技术，减轻女性在自然分娩过程中因宫缩和产道扩张所带来的剧烈疼痛。其目标不是完全消除疼痛，而是让产妇能够在相对舒适的状态下分娩，从而避免恐惧、紧张等负面情绪，改善分娩体验。

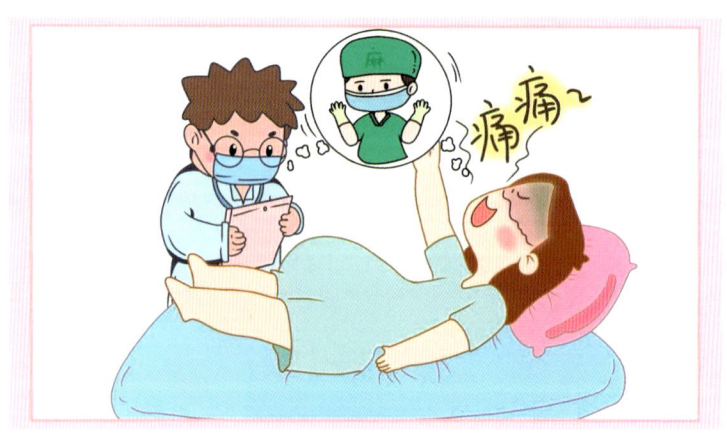

一、分娩镇痛的时机选择

分娩镇痛的时机选择非常关键,通常在产程进入活跃期时开始实施。活跃期是指宫颈扩张至3~4 cm,宫缩规律并逐渐增强,产妇进入真正的分娩阶段。在此时选择进行镇痛,既能有效缓解宫缩带来的疼痛,又不会因过早干预而影响宫缩的规律性和产程进展。如果在产程早期(宫颈扩张未达到3 cm)进行分娩镇痛,可能会导致宫缩减弱,甚至延长产程;而如果镇痛实施得过晚,疼痛已经非常剧烈,产妇会处于高度紧张和疲惫状态,镇痛效果有限,也会增加产妇的不适。此外,在分娩镇痛过程中,医生会根据产妇疼痛程度和宫颈扩张情况,灵活调整镇痛药物剂量和方式,确保镇痛效果和产程的顺利进行。

二、分娩镇痛的适宜人群

大多数健康状况良好的产妇都可以选择分娩镇痛。尤其是疼痛耐受度低,对分娩疼痛过于敏感甚至恐惧的产妇较为适用。此外,对于一些患有妊娠并发症的产妇,如高血压、妊娠期糖尿病

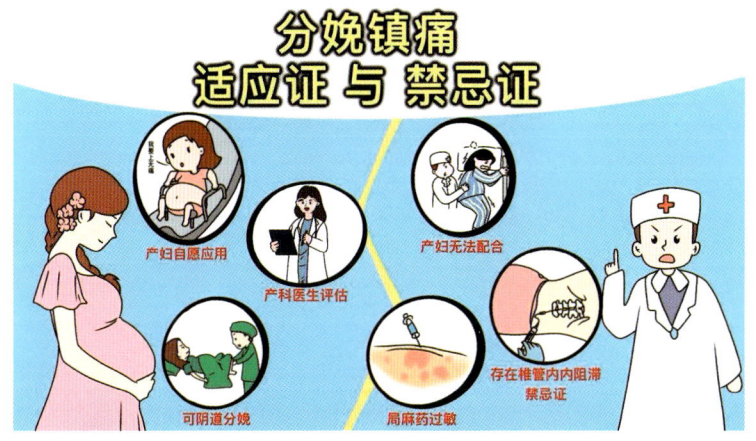

等，医生可能会建议进行分娩镇痛，以避免疼痛加剧对原发疾病的不利影响。

但是，对于镇痛药物过敏、有严重脊柱畸形或脊柱手术史、凝血功能障碍或穿刺部位有严重感染的产妇不适宜分娩镇痛。此外，需要立即进行剖宫产手术的产妇，由于无法等待分娩疼痛实施也不适宜。总之，分娩镇痛的适用与否需要根据产妇的健康状况、分娩情况以及医生的综合评估来决定。

三、分娩镇痛的过程

分娩镇痛的实施过程大致包括产程评估、镇痛实施、镇痛效果监测、镇痛维持和结束等几个步骤。产科医生首先会对产妇的产程进行详细评估，排除分娩镇痛相关禁忌证。由麻醉科医生执行硬膜外分娩镇痛。

麻醉科医生会在产妇的腰椎部位进行局部消毒和麻醉，之后将一根细小的导管置入硬膜外腔，并通过导管持续注入少量麻醉药物。随着镇痛药物逐渐生效，产妇能明显感到疼痛减轻。麻醉实施后，麻醉科医生会持续监测麻醉效果以及产妇和胎儿的生命体征，并根据疼痛及孕妇运动情况调整麻醉药物剂量或给药方式。麻醉药物通过硬膜外导管持续或间断注射，确保在整个分娩

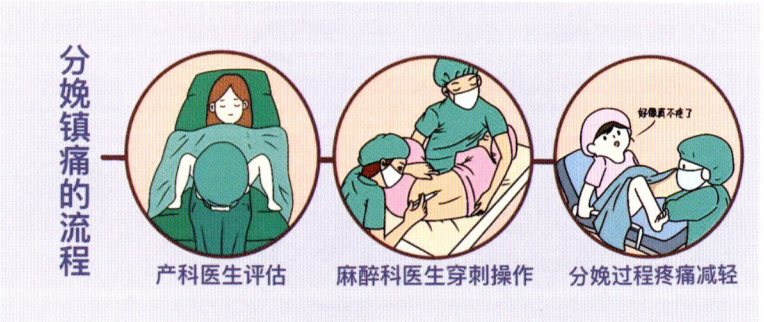

过程中疼痛得到有效控制。最后等到分娩完成后，麻醉科医生会拔除硬膜外导管，麻醉效果在数小时内逐渐消失。

四、分娩镇痛的常见相关问题

1. 分娩镇痛是否对胎儿有影响？

许多产妇担心麻醉药物会对胎儿产生不利影响。事实上，目前临床使用的硬膜外麻醉剂量相对较低，极少量麻醉药物会通过胎盘传递给胎儿，对新生儿的健康状况并无明显负面影响，因此是相对安全的。

2. 分娩镇痛是否影响产程和宫缩？

硬膜外麻醉确实可能在某些情况下对产程产生轻微影响，比如使宫缩略微减弱或产程稍有延长，尤其是对于第一次分娩的产妇。但这种影响通常是可控的，麻醉科医生会根据宫缩情况调整麻醉药物剂量，平衡镇痛效果与对产程的影响。此外，分娩镇痛会减少由于疼痛和焦虑导致的紧张情绪，有助于宫颈扩张，加快产程进行。

3. 分娩镇痛是否影响母乳喂养？

硬膜外麻醉本身并不会对母乳喂养产生显著影响。麻醉药物会在分娩后逐渐代谢，不会长期残留于母体或通过乳汁传递给婴儿。选择分娩镇痛的产妇在分娩后可以顺利开始母乳喂养。因此，分娩镇痛与母乳喂养并不冲突。

4. 分娩过程是否完全无痛？

分娩镇痛并非"完全无痛"。硬膜外麻醉的目的是减轻疼痛，而不是彻底消除所有感觉。产妇通常仍会感到宫缩的压力和不适感，但这些感觉相比剧烈的分娩疼痛要温和得多。通常产妇在镇痛后可以放松情绪,集中精力应对分娩,避免因过度疼痛而感到疲惫或恐慌。

分娩镇痛技术的应用使得越来越多的女性能够在相对舒适的状态下完成分娩,缓解了分娩过程中的剧烈疼痛,同时不影响母婴健康和分娩过程。选择分娩镇痛是否适合每个产妇则需要根据个人情况和医生建议综合判断。尽管分娩镇痛不能完全消除疼痛,但极大程度地改善了分娩体验,提高了分娩的安全性和舒适度。

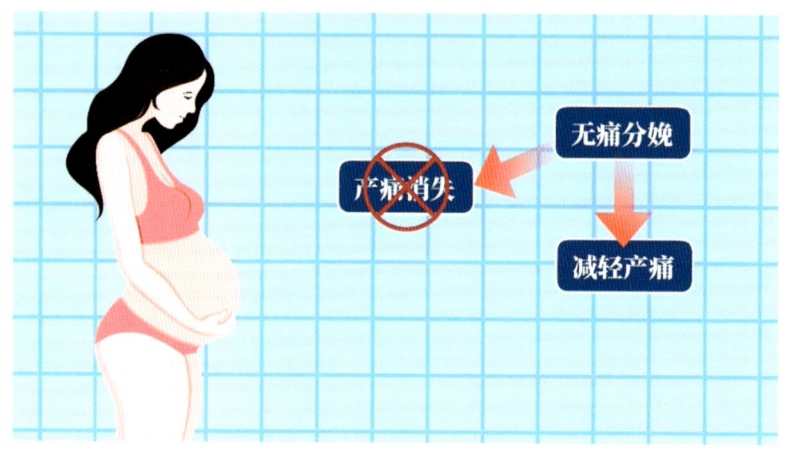

(韩登阳　邱　琳)

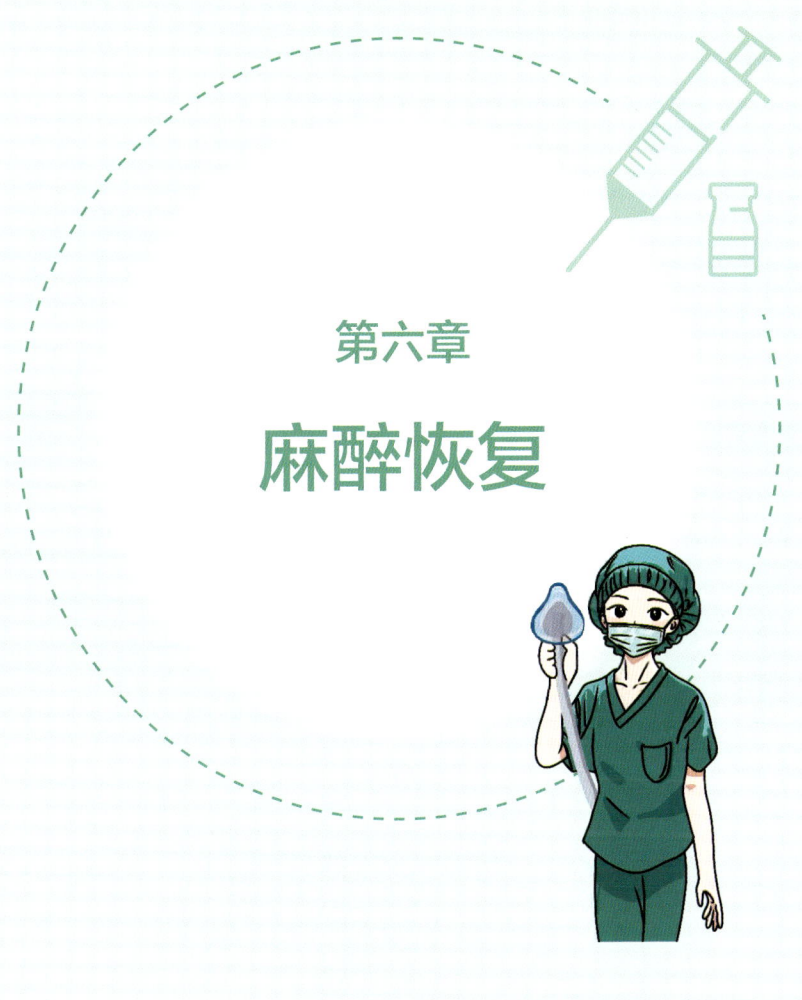

第六章
麻醉恢复

1 全身麻醉后苏醒场所——麻醉恢复室

手术与麻醉密不可分，大家是否听说过"只有小手术，没有小麻醉"的说法？这是因为绝大多数手术都需要患者在麻醉状态下实施操作，随着无痛诊疗技术的进展和患者对就医体验的需求不断增加，麻醉与手术的关系更加紧密。但是手术结束后患者如何从麻醉中安全苏醒？在此过程中如何使患者平稳、安全地度过麻醉苏醒期呢？经常会有患者家属询问，手术医生在手术室门口告知手术结束了，但患者迟迟没有返回病房，难道患者出现什么状况了吗？

其实，这里有个误区，医生说的手术结束指的是患者完成手术，伤口已经缝合，但术后还需要麻醉后苏醒。患者苏醒在哪里进行，这期间麻醉科医护人员给予患者怎样的帮助呢？

麻醉恢复室（post-anesthesia care unit，PACU）是对手术麻醉后患者进行集中严密观察和监测，继续治疗直至生命体征恢复平稳的场所。麻醉后恢复的目的是使患者生理指标趋于稳定，重点在于监护和治疗在苏醒过程中出现的生理紊乱，早期诊断和预防并发症。麻醉恢复室的医护人员是经过专业训练的麻醉科医生、护士，她们能迅速、准确地识别术后并发症，快速协助医师进行正确的处理，保证患者恢复期安全与舒适，加速患者康复。

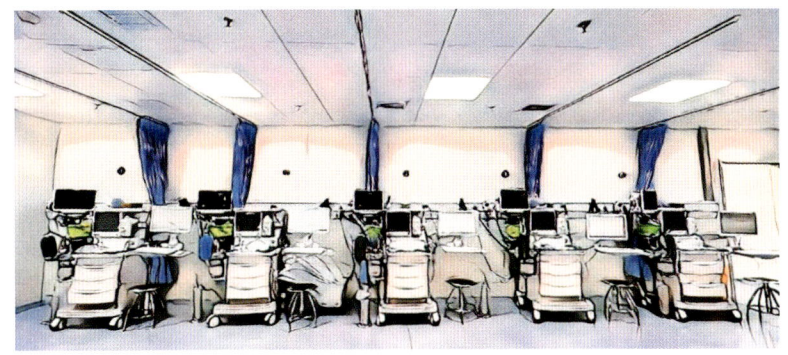

麻醉恢复室设置在邻近手术室或手术室管辖区域内，以便麻醉科医生随时掌握患者病情，当患者出现紧急情况时，及时送回手术室进行进一步处理。

麻醉恢复室环境安静、清洁，温度保持在20～25℃，湿度50%～60%。根据麻醉恢复室面积可采用不同形式的床位安排，如以护士站为中心，圈状或扇面状放置床位，或并排放置床位。复苏床为移动式手术车，术后无须搬动患者即可完成复苏。麻醉恢复室设备、药品及耗材齐全，备有呼吸机、监护仪器、中心供氧设备、中心负压装置以及应对突发事件的抢救设备。药品的配备包括血管活性药物、抗心律失常药物、强心利尿药物、预防及治疗过敏的药物、防治恶心呕吐药物、镇静及镇痛药物等。一次性耗材包括各种型号的气管插管、鼻导管、吸痰管、口咽通气道、鼻咽通气道等。PACU备齐药品、物品，完全可以满足手术后患者苏醒需求。

麻醉苏醒是患者手术后解除麻醉状态恢复意识的过程。手术后麻醉复苏一般需要20～40分钟，具体时间应视患者病情决定。有些患者由于本身药物代谢能力差，尤其是老年患者，复苏需要更长时间。患者从手术室转入麻醉恢复室通过转运车，由麻醉科医生和外科医生负责护送以保障其安全。由于患者手术结束后数小时内,麻醉药物的作用尚未完全消失,身体保护性反射尚未恢复,其呼吸、血压、心率等均有可能出现较大波动,进而发生呼吸困难、通气不足、脉搏氧饱和度下降、恶心呕吐、疼痛等麻醉并发症,需要麻醉科医护人员给予严密监护,防止麻醉恢复期各类并发症的发生。当患者进入麻醉恢复室后,麻醉科医护人员首先了解其手术情况,为其吸氧并进行严密观察和监护,包括体温、脉搏、呼吸、血压、脉搏氧饱和度、心电图等内容,如果患者生理指标出现异常,医护人员会在第一时间予以判断、治疗,直至患者生命体征趋于平稳。这期间麻醉科护士随时观察患者的各种管路是否通畅,引流量是否正常等情况。使用客观的评分量表,针对疼痛进行综合评估并遵医嘱给予镇痛药物。除此之外,及时询问患者的不适主诉和需求,努力为患者提供舒适、优质、精准的护理,确保其安全平稳地度过手术后复苏期。

当患者完全清醒,各项生命体征平稳,符合手术后复苏标准后,由专业的转运人员将患者从麻醉恢复室送回病房,病房的护士会继续为患者进行监护治疗和护理。

如果您由于疾病原因需要手术,对手术后复苏产生了焦虑甚

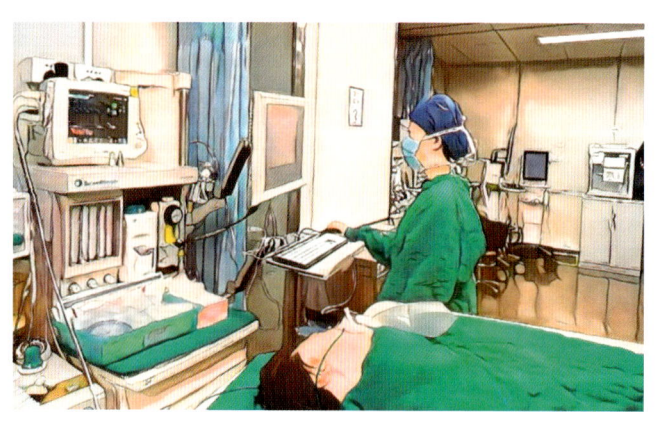

至恐惧,请不要担心,麻醉科的医护人员从手术前麻醉访视,手术中麻醉实施,手术后麻醉复苏,全程为您提供安全、高效的医疗护理服务。

因此,您的担忧和疑虑我们能理解,但请放心,麻醉科医护人员会尽最大的努力保障患者围手术期安全,患者手术结束安全送返病房是我们职责所在。

(郑虹彩)

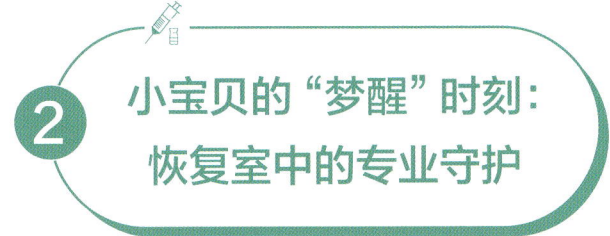

2 小宝贝的"梦醒"时刻:恢复室中的专业守护

随着医疗技术的进步,小儿麻醉护理逐渐向专业化方向发展,需要护理人员具备更高的专业素质和技能水平。而全麻手术对于许多小朋友和家长来说可能是一段陌生且令人不安的经历。家长们通常会存在一些疑问与顾虑,让我们来一一解答。

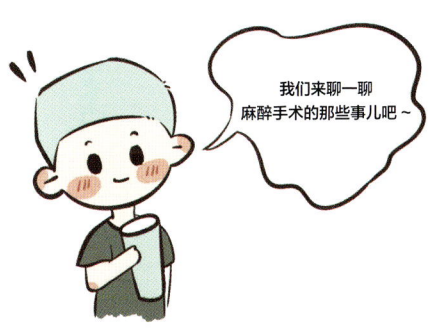

一、麻醉恢复室是怎样的一个地方？

麻醉恢复室是手术后患儿的第一个"家"。手术结束后在麻醉科医生与护士的密切监护下，转运至麻醉恢复室，做好相应的转交接及核对工作，重点信息重点强调及关注，包括患儿姓名、年龄、手术名称、手术及麻醉时长、麻醉用药、出入液量、病情变化等内容，麻醉科护士遵医嘱及时为患儿戴好氧气面罩（或鼻氧管），监测生命体征，检查各引流管、皮肤状况等。对于尚未拔除气管导管的患儿，麻醉科护士会为患儿连接好麻醉机，遵医嘱调整参数，在床边等待患儿慢慢苏醒，拔除气管导管后，密切观察生命体征及麻醉并发症，保障患儿安全。

二、全麻药会不会影响患儿的智力发育？

一般来说，当患儿的手术完成后，麻醉科医生便让患儿慢慢苏醒。最新研究发现，与局部麻醉相比，患儿接受不到1小时的全身麻醉不会改变其5岁时的神经发育结局。但幼年时期痛苦的就医经历会导致其成年后对有害刺激产生痛觉过敏，并增加精神、神经疾病和人格障碍的发生风险。而麻醉药物的使用有助于减轻与疼痛相关的认知功能障碍，具有神经保护作用。为了保障患儿在麻醉期间的生命安全，麻醉科医生会进行专业、综合的麻醉评估，以尽早识别风险，有针对性地做好术前准备。这是手术患儿就诊过程中不可或缺的一环。所以单次、短时长的全身麻醉对大脑发育正常的婴幼儿是没有影响的。我们不应因为担心麻醉对脑部发育的影响而不进行或推迟必须的手术。

三、小儿围手术期护理要点

1. 术前评估和准备

（1）评估患儿健康情况：对患儿进行全面的健康评估，了解其身体状况、过敏史、用药史等情况。

（2）术前禁食禁饮：根据年龄和手术类型，指导患儿在术前禁食禁饮一定时间，以减少麻醉诱导时的反流和误吸风险。

（3）心理安抚：与患儿及家长进行有效沟通，缓解患儿的紧张、焦虑情绪，提高手术耐受性、患儿配合度。与患儿建立信任关系，提高患儿对医护人员的信任度，确保手术顺利进行。

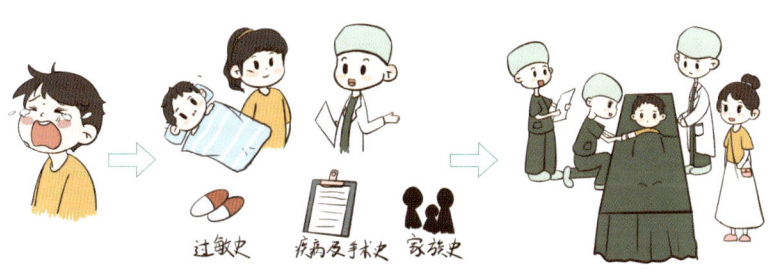

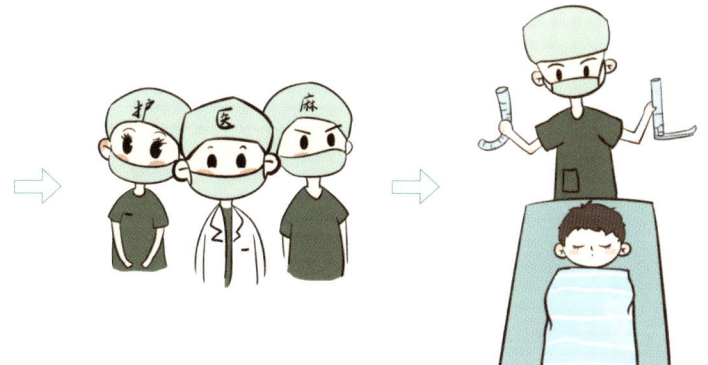

2. 术中护理

（1）监测生命体征：在手术过程中，密切监测患儿的生命体征，如心率、呼吸、血压、脉搏氧饱和度等，确保麻醉深度适宜。

（2）维持呼吸道通畅：及时清理呼吸道分泌物，保持患儿呼吸道通畅，预防窒息和吸入性肺炎。

（3）保暖措施：及时对患儿进行保暖，防止低体温和寒战的发生。

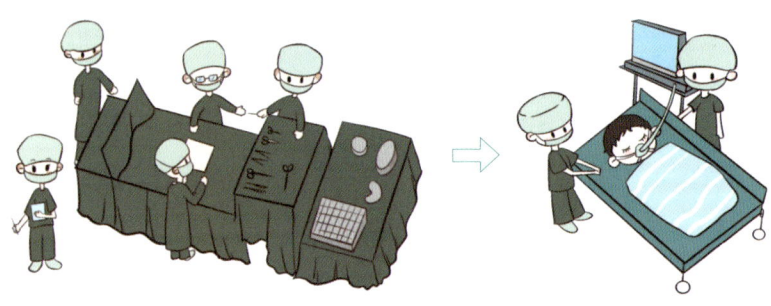

3. 术后护理

（1）疼痛管理：评估患儿的疼痛程度，采取适当的疼痛控制措施，如使用镇痛药或给予心理安慰。

（2）观察并发症：密切观察患儿术后有无恶心呕吐、呼吸抑制等并发症，及时处理。

（3）促进苏醒：在麻醉药物的作用逐渐消退后，采取适当的措施促进患儿苏醒，如调整室内温度和湿度，可采用侧卧位，给予面罩吸氧，并及时清除分泌物，确保患儿能够得到正常的氧气供给。

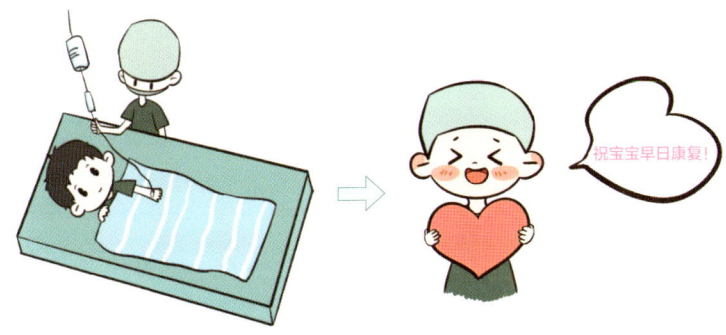

四、小儿麻醉家长能否陪同？

小儿麻醉时，家长的陪同可以对患儿的心理状态产生积极的影响，帮助缓解患儿术前焦虑、提高手术配合度、减少术后不良记忆，也可以减缓家长的焦虑情绪。然而，是否允许家长陪同以及如何实施陪同政策，可能因医院的具体规定和手术类型而异。一些医院可能允许家长在麻醉诱导期间陪同患儿，直至患儿入睡后再离开手术室。在决定能否陪同时，医院会考虑多种因素，包括手术的紧急性、手术室的条件以及家长和患儿的心理状态等。

五、小儿复苏后需要注意哪些事项？小儿躁动怎么办？麻醉科医生、护士会怎么处理？

当患儿醒来时，面对陌生的环境、疼痛的刺激会产生莫名的恐惧感，不同年龄的患儿有的哇哇大哭、拳打脚踢，有的会向恢复室的医生、护士勇敢地表达自己的不舒适，而这时专业的麻醉科护士会耐心温柔地询问宝贝哪里不舒服，及时处理不适。对于还不能表达自己感受的患儿，麻醉科护士会轻轻将其抱起，握住躁动的小手，通过他们的生命体征以及经验来判断患儿的情况，

及时与恢复室内的麻醉科医生沟通,适当给予止吐药、镇痛药。并根据每名患儿的不同情况,制订个体化护理计划:

1. 床位上铺好干净整洁的床单、被套,调整好床头角度,使患儿保持半侧卧位。

2. 密切监测患儿的呼吸、心率、血压、脉搏氧饱和度等生命体征。

3. 观察患儿的呼吸情况,保持呼吸道通畅。如果患儿出现呕吐现象及时清理口鼻分泌物,同时使用支气管扩张剂或吸入氧气。注意呼吸的深度和频率,发现有异常情况及时处理。

4. 观察患儿的意识状态,判断其是否清醒,能否缓慢、有序地进行肢体运动。

5. 观察患儿的皮肤、黏膜有无发绀等情况,必要时采集血样进行检查。

6. 根据手术部位进行必要的局部观察,防止出现术后出血、感染等并发症。

7. 监测患儿的尿量,及时更换尿布或清洁尿道口,防止尿液残留引起感染。

8. 判断患儿哭闹的原因。疼痛是主要原因之一,麻醉药物的残留也是引发躁动不安的主要原因。对患儿采取必要的保护措施,避免患儿因躁动不安出现坠床、外伤、拔管等意外发生。

经过一段时间的观察和护理,患儿完全清醒并无其他不适感,由麻醉科医生评估意识状态和肌肉力量后,才能放心地把患儿送回到病房。完全清醒后2小时,患儿遵医嘱可以喝水、进食一些流质食物,6个小时后可以吃一些固体食物。需要特别注意的是,经胃肠道手术的患儿术后的饮食、饮水时间要遵循外科医生的要求。

患儿麻醉恢复期间的护理非常重要。严密监测生命体征，术后的疼痛管理，预防并发症发生，有效的心理支持，取得患儿的信任，家长与医疗团队的有效沟通对于确保患儿在麻醉恢复期间获得最佳护理至关重要。因为这不仅关系到患儿的术后复苏，还涉及患儿心理的安慰和照护。家长的参与和医护人员的专业指导共同为患儿的快速恢复和健康提供了保障，时刻为患儿的安全保驾护航。

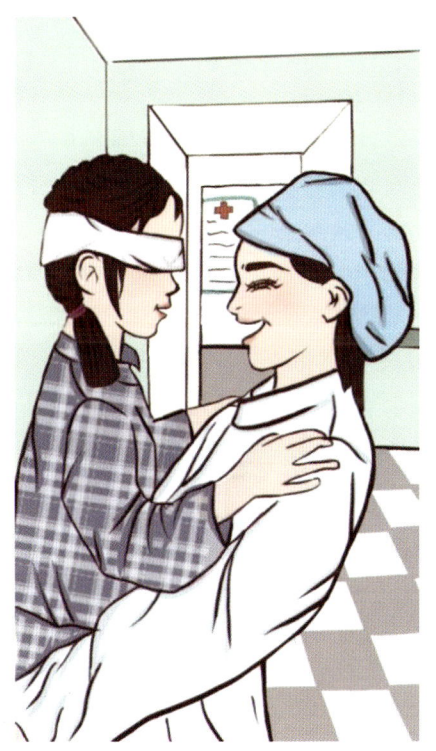

（杨可心　许影婕）

3 术后嗓子疼,医生来帮忙

患者: 医生,全麻手术是怎么做的?为什么手术后我感觉嗓子好疼,这是怎么回事呀?医生对我做了什么呢?

麻醉科医生: 别担心,这是全麻术后比较常见的一种情况。全麻过程中需要进行气管插管,通过呼吸机正压通气来帮助你呼吸,在置入、拔除气管导管时,气管导管可能会和咽喉部的黏膜有摩擦、刺激,易导致黏膜损伤、充血、水肿,所以患者在手术后,会感觉嗓子疼。

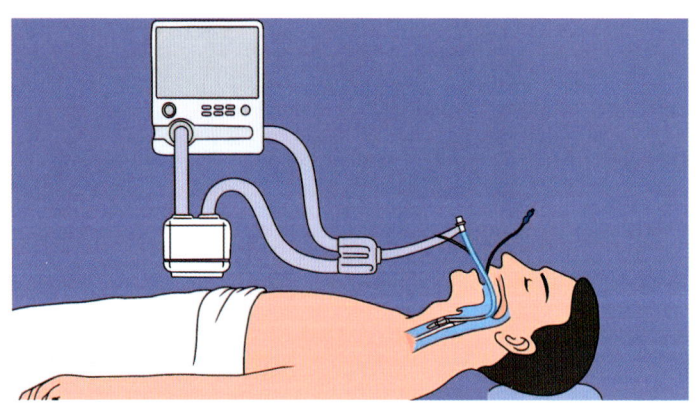

患者: 原来是这样啊,那这种嗓子疼一般会有什么具体表现呢?

麻醉科医生: 一般会有咽喉部疼痛,可能从轻微不适到比较剧烈的疼痛都有，而且吞咽时疼痛会加重，还可能会有声音嘶哑以及刺激性咳嗽等情况。

患者：那这种嗓子疼会持续多久？

麻醉科医生：每个人情况不一样，通常在3～7天会逐渐缓解。

患者：要是持续时间很长，或者有其他异常怎么办呢？

麻醉科医生：如果症状持续时间较长、加重，或者伴有其他异常表现，比如发热、呼吸困难等，那就要及时来找医生就诊，排除其他并发症的可能。

患者：那现在我该怎么处理这种嗓子疼呢？用什么药物可以缓解呢？

麻醉科医生：首先要多休息，保证充足睡眠。饮食上要选择清淡、易消化的食物，避免辛辣、刺激性食物和过烫的食物。保持口腔清洁，使用淡盐水漱口。如果疼痛比较严重，医生会根据情况开具镇痛药物，也可能会用些抗炎、消肿的药物。全麻手术后嗓子疼通常可以在医生的指导下使用镇痛药。医生会根据您的具体情况，如疼痛的程度、身体的整体状况、手术情况等进行综合评估，来决定是否使用以及使用哪类镇痛药、使用的剂量等。

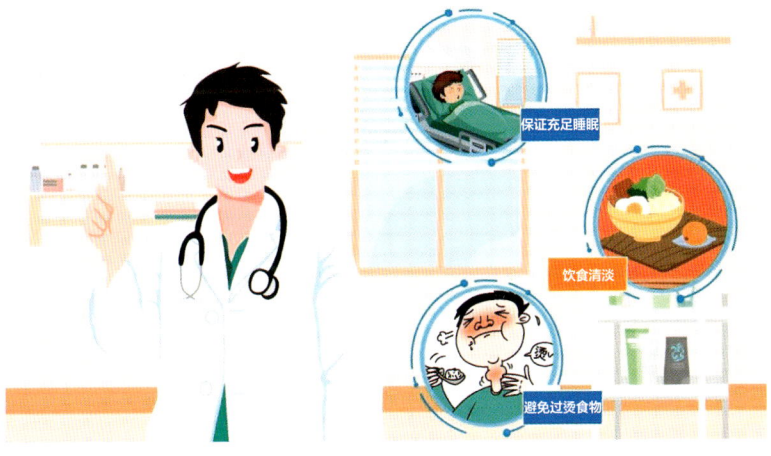

同时，医生可能还会结合其他缓解症状的措施，如保持口腔清洁、适当润喉等，来促进您嗓子疼的缓解。比如应用清咽灵喷剂、含薄荷成分的含片都是不错的缓解方法。

患者： 怎么预防全麻术后嗓子疼呢？

麻醉科医生： 对于麻醉科医生来说，会优化插管技术，尽量轻柔操作，也会选择合适的气管导管。术前会对患者进行详细评估，特别是对有咽喉部疾病史的患者，提前制订预防策略。术后护理也很重要，要保持呼吸道通畅等。

患者： 哦，我明白了，谢谢医生的详细讲解。

麻醉科医生： 不用客气，有任何问题随时来找我沟通。

（邓　莹　韩登阳）

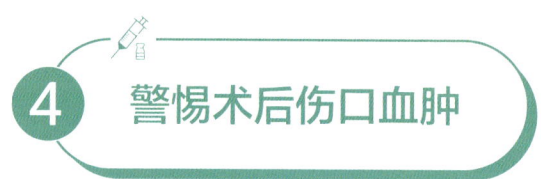

4 警惕术后伤口血肿

随着工作节奏的加快，长期低头、伏案工作的人群增多，近年来颈椎病的患病率不断攀升，且发病有年轻化的趋势。

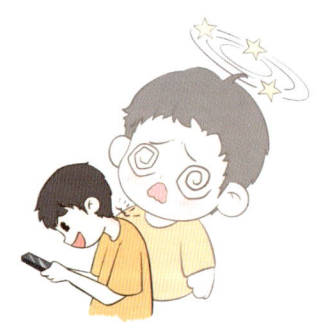

颈椎病是一种以椎间盘退行性病理改变为基础的疾病。由于颈椎长期劳损、骨质增生或椎间盘脱出、韧带增厚，致使颈脊髓、神经根、椎动脉受压，交感神经受到刺激，出现一系列功能障碍的临床综合征。患者一般可出现颈背疼痛、僵硬、四肢麻木伴不灵活、头晕、恶心、呕吐等症状，严重时甚至表现为视物模糊、心动过速及吞咽困难等症状。当行保守治疗3个月无效，或尽管有效但症状仍反复发作时，手术是治疗的有效方法。

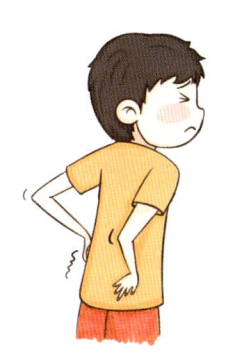
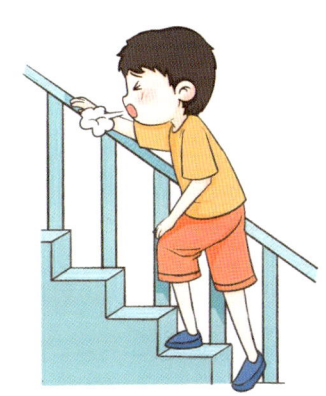

颈椎前路手术是指在颈部前方或侧前方进行手术，手术步骤包括减压和重建稳定性两大部分。颈椎前路手术可直接彻底减压，有效重建颈椎生理曲度和椎间隙高度，具有创伤小、预后好等优势，患者生活质量改善明显。但因手术部位解剖复杂、手术视野小、血管密集等特点，颈椎术后早期可能出现伤口血肿，如不能及时采取措施可能会导致严重后果。如血肿压迫患者气管，严重时导致患者出现急性上呼吸道梗阻，处理不及时会发生窒息，甚至心搏骤停。若血肿压迫高危脊髓，邻近生命中枢，患者心率、血压、呼吸会出现抑制，同样危及生命。颈椎前路手术血肿根据发生部位不同分为皮下血肿和硬膜外血肿。皮下血肿发生在切口区以及皮下局部脂肪、肌肉等组织，血肿发生会直接压迫气管，患者主诉颈前压迫感、咽部异物感、呼吸不畅、气短甚至窒息。临床表现包括颈部肿胀、切口周围皮肤张力增高、伤口敷料渗血多等。硬膜外血肿形成部位在椎管内硬膜外间隙中，血肿形成会直接压迫脊髓和神经，临床表现包括四肢麻木、肌力下降、腱反射减弱甚至消失，以及进行性加重的肢体感觉、运动障碍。此种情况出现，麻醉科护士应及时通知麻醉科医生及外科医生。团队密切合作救治患者。

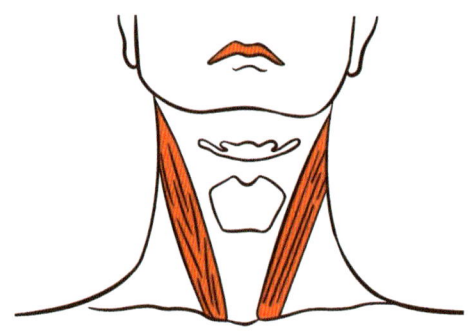

通过定期组织相关专业学习，规范查体手法，能极大程度提高麻醉科护士对于颈椎术后患者的病情观察及预判能力，保证患者生命安全。对于颈前路手术患者我们着重注意：

1. 密切观察患者生命体征

术后密切监测生命体征变化，因麻醉复苏期血压升高会导致伤口出血风险增加，遵医嘱维持患者血压稳定尤为重要。如伤口血肿压迫气管，气道梗阻会导致患者脉搏氧饱和度进行性下降，二氧化碳分压增高，患者出现呼吸性酸中毒，甚至昏迷。临床工作中，麻醉科护士应全程监测患者生命体征变化，发现异常及时汇报医生，对于早期发现伤口血肿至关重要。

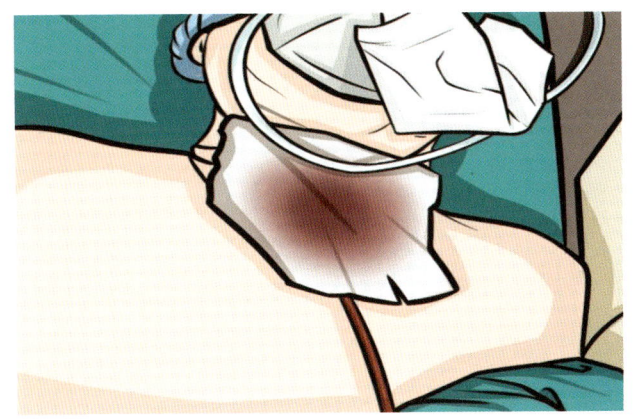

2. 颈部伤口引流的观察

颈前路手术结束前，外科医生会将伤口内积血、积液或脓性分泌物进行充分引流，颈部伤口放置1~2根引流管。护士应严密观察伤口敷料渗血情况，伤口周围皮肤有无肿胀、变硬和隆起，皮肤张力有无增高，发现异常及时通知医生。颈部伤口引流应妥善放置，保证引流管处于有效负压状态，避免打折、受压，密切观察引流液颜色、性质及量，是伤口血肿能否危及患者生命的关键，其中麻醉科护士发挥着非常重要的作用。

3. 患者颈围的观察及测量方法

伤口血肿除通过患者生命体征及伤口引流情况判定外，对于颈围周径的评估也是专科学习内容。颈围测量方法：①喉结下方的颈部水平围长，平第6颈椎，用软尺测量。②经喉结点的颈部水平围长，平第4颈椎，用软尺测量。颈围周径之差=测量时段的周径-患者入恢复室时的周径，颈围周径之差≥2.0 cm时，应及时通知手术医生。

4. 体位摆放

术后可将床头抬高10°~30°，增加患者的舒适度，减轻颈部伤口周围皮肤张力；如患者侧卧，可调整枕头与肩同高，避免颈部扭曲。患者翻身前妥善放置引流管，避免引流管牵拉、拖拽甚至脱出。变换体位时可采取轴线翻身法，即严格保持患者头、颈、躯干呈一直线。

5. 倾听患者主诉

术后患者如主诉颈前有压迫感，咽部有异物感，症状进行性加重，同时出现胸闷、气短、憋气、呼吸不畅等情况，可高度怀疑发生血肿压迫气道，麻醉科医护人员不能忽视。

6. 规范查体

硬膜外发生血肿会直接压迫脊髓和神经，导致神经支配区域的感觉异常和肌力下降，从症状出现至清除血肿的时间越长，脊髓损伤的恢复越差。查体内容包括：四肢感觉，双手握三角肌、肱二头肌、肱三头肌肌力，双下肢自主活动情况。检查时注意术后同术前进行对比，患侧同健侧进行对比。

麻醉科医护人员要加强患者术后并发症的观察，当发现可疑伤口内血肿时，要争分夺秒给予紧急处理，配合医生做好抢救，做患者安全的守护者。

（张　静　赵熙文）

第七章

罕见病：恶性高热

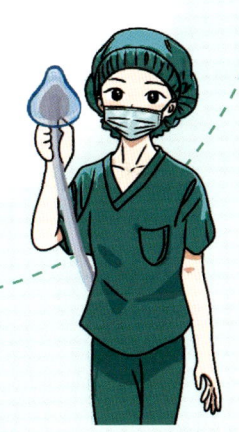

1 "致命的发热"——麻醉科医生漫谈恶性高热

恶性高热（malignant hyperthermia，MH）是一种以常染色体显性遗传为主要遗传方式的临床综合征，多发生于应用挥发性吸入麻醉药后。据文献报道，全身麻醉下儿童恶性高热的发病率（7/100 000）高于成人（1/100 000），男性多于女性。《中国防治恶性高热专家共识（2020版）》针对恶性高热的定义、临床表现、鉴别诊断、救治等多方面进行了阐述，为指导临床工作提供了依据。

下面我们通过漫画故事来加深一下对于恶性高热的认识。

01 他叫穆昊（MH），身高130厘米，体重24千克，是一个快乐生活、无忧无虑的小朋友。

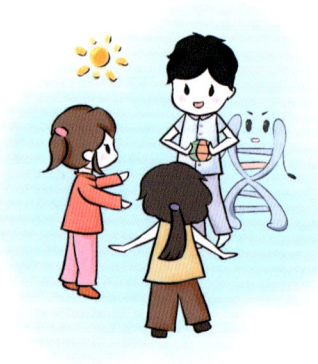

02　一天,在玩耍中,穆昊突然腹痛,右腹部摸到了一个包块儿,疼痛难忍,被立即送往医院治疗。

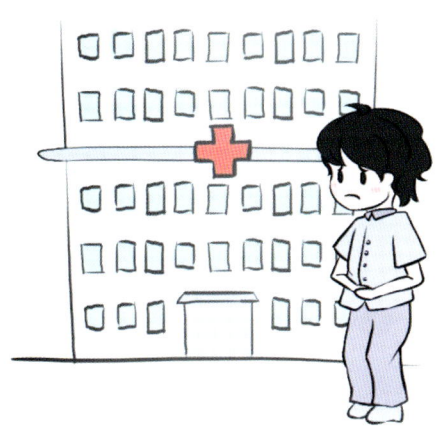

03　经过帅气医生哥哥的诊断,确认穆昊为嵌顿疝,要接受手术治疗。

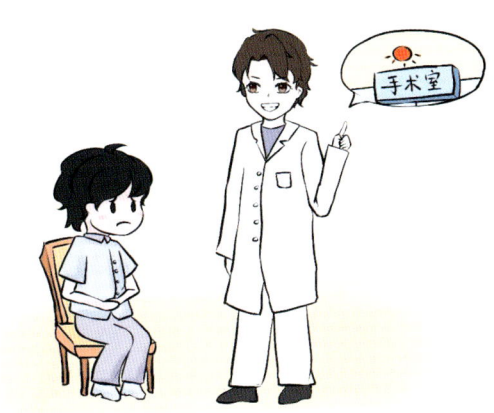

04　完善手术前检查：血常规、凝血、心电图……

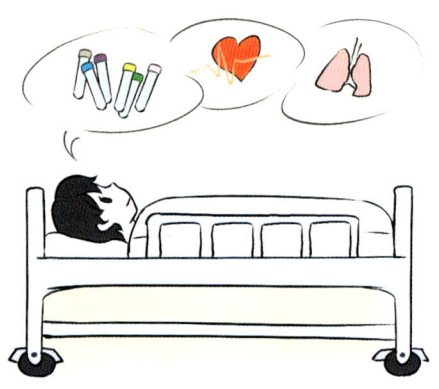

05　麻醉科医生向穆昊和妈妈讲解了麻醉方式和相关并发症。妈妈作为穆昊的监护人，在知情同意书上签了字。

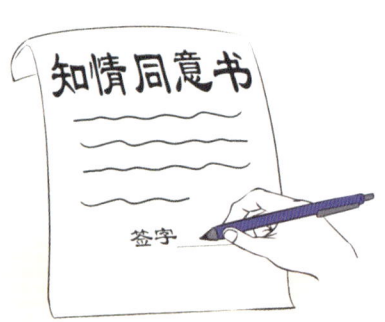

06　手术顺利进行，在手术即将结束时，麻醉科医生发现穆昊：
- 呼气末二氧化碳分压突然升高
- 体温急剧升高
- 心率也逐渐加快

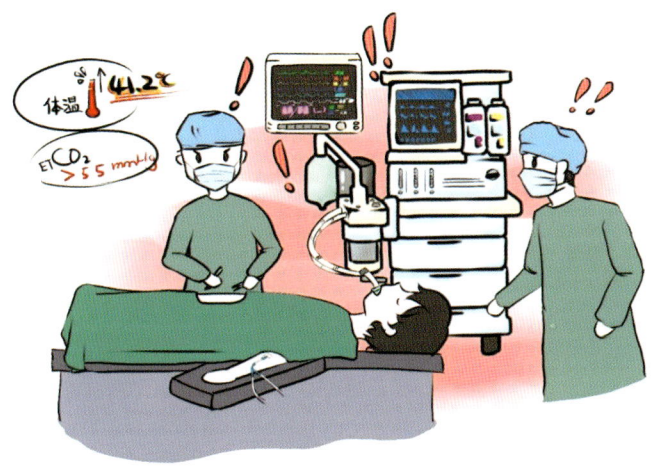

07 情况还在持续恶化……
- 患者发生了肌强直
- 心电图呈室性心动过速
- 体温高达42℃

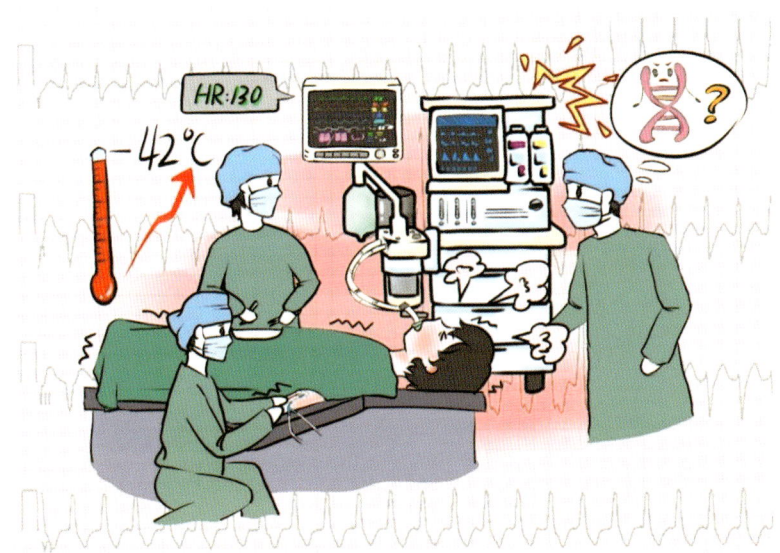

08　麻醉科医生根据穆昊的临床表现，高度怀疑发生了恶性高热……

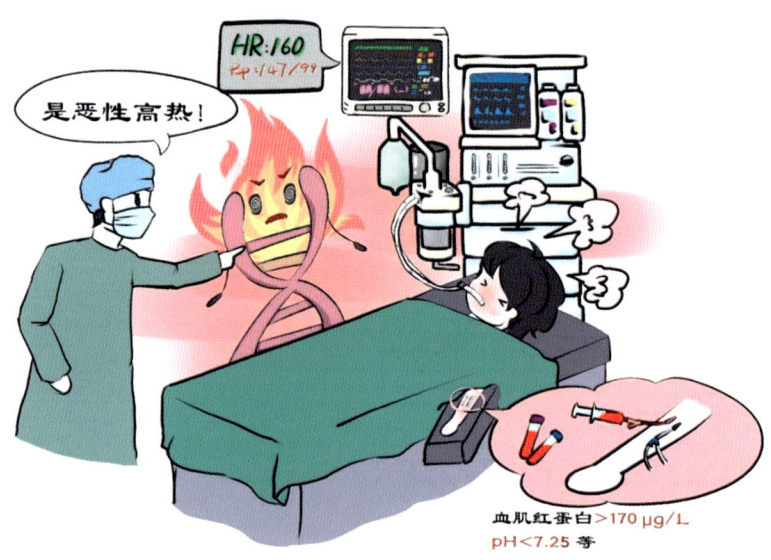

09　根据MH临床评分，迅速做出判断……

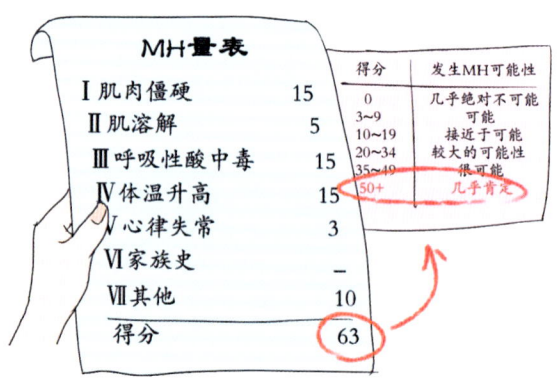

10 时间就是生命！多学科协作，迅速实施抢救……

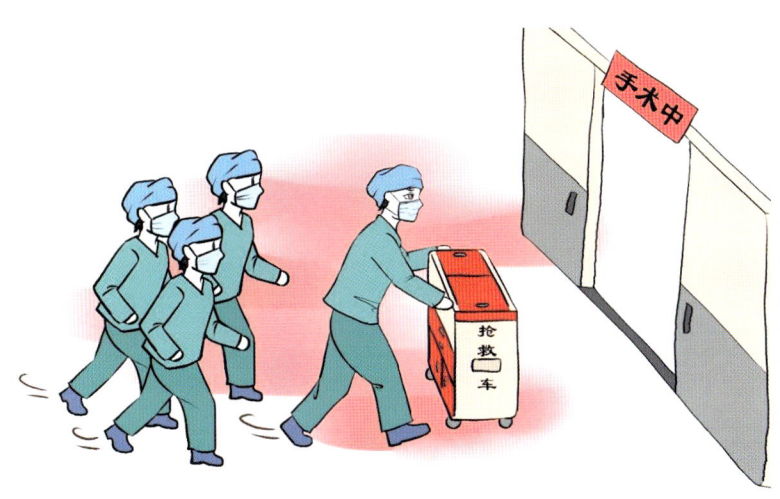

11 采取多途径物理降温：冰袋、冰盐水……

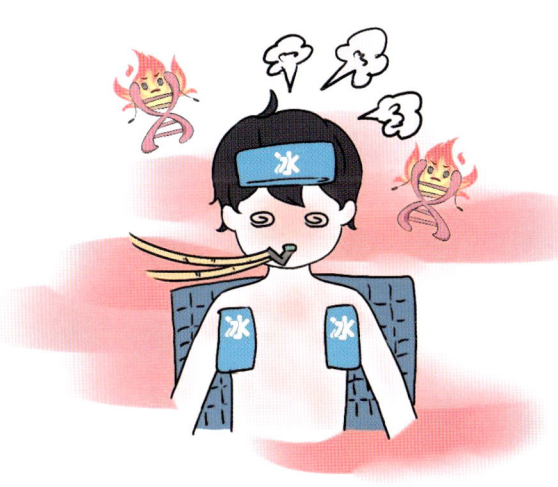

12 10分钟之内,输注注射用丹曲林钠。

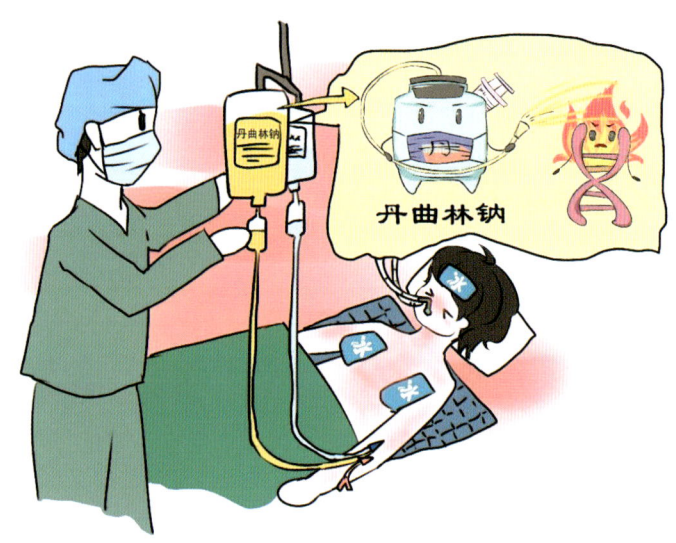

13 通过及时救治,穆昊的生命体征逐渐平稳。

后经过基因检测及咖啡因-氟烷离体骨骼肌收缩试验,确诊为恶性高热。

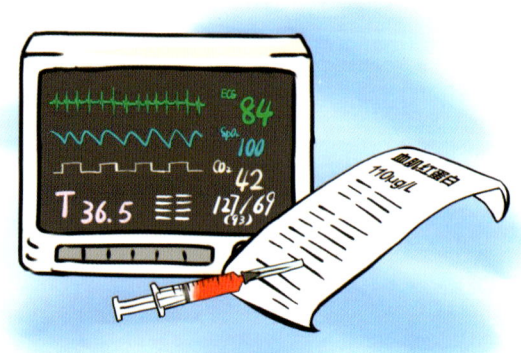

14　穆昊被安全转回病房。

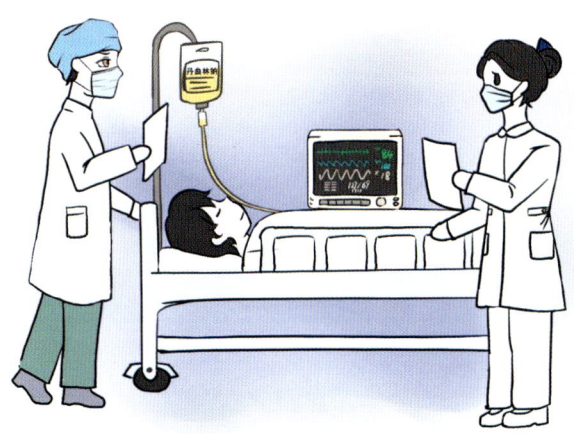

15　麻醉科医生向病房护士交代术中病情变化,嘱丹曲林钠还需以6 mg/h［25 mg/(kg·h)］剂量静脉持续输注24小时,继续监测生命体征。

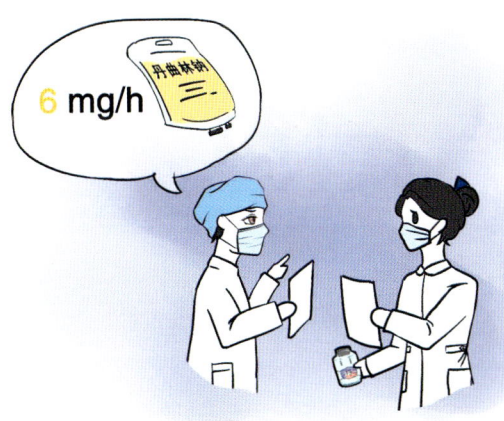

16 24小时后,穆昊病情稳定:
- 核心体温低于38℃
- 肌酸激酶持续降低
- 无肌红蛋白尿
- 无肌肉僵硬

护士遵医嘱停用丹曲林钠。

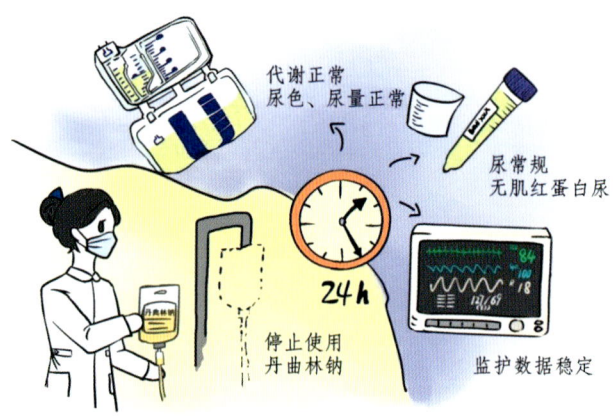

17 麻醉科医生术后访视,查看病情,并查看其检测数据、体温单、化验结果,嘱护士后续监测重点。

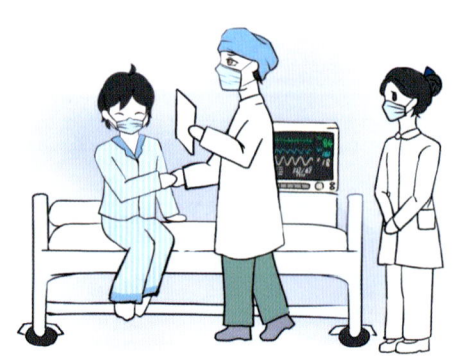

18　1周后，穆昊康复，顺利出院。

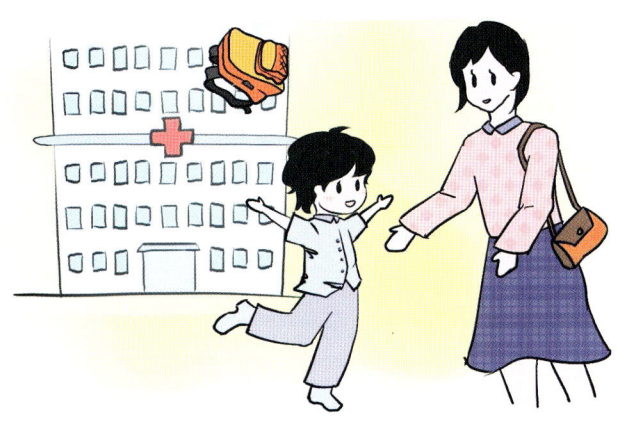

19　此后穆昊努力学习，希望长大后成为一名麻醉科医生，投身对罕见病的研究……

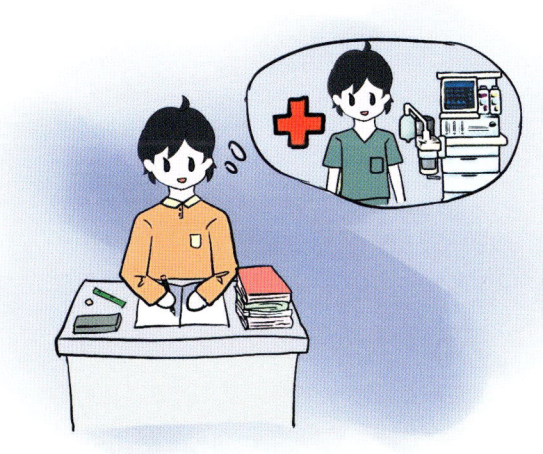

恶性高热（MH）的发病率极低，但死亡率极高，穆昊虽然出现了恶性高热，但得到及时救治，转危为安。

患者： 看完漫画，才知道发生恶性高热是这么可怕！我还想多了解一点，可以再向医生咨询几个问题吗？

麻醉科医生： 可以啊。

患者： 什么样的人容易发生恶性高热呢？

麻醉科医生： 恶性高热多发生于合并先天性疾病如特发性脊柱侧弯、斜视、上睑下垂、脐疝、腹股沟疝等的患者。

患者： 恶性高热临床表现有哪些呢？是不是只要体温升高就发生了恶性高热？

麻醉科医生： 不是的。体温升高只是恶性高热的临床表现之一，爆发型恶性高热至少包括以下症状体征中的三种：呼气末二氧化碳分压持续升高、体温持续升高（40℃以上）、心脏相关症状、酸中毒、肌肉强直。

患者： 如果在手术中没有发生恶性高热，是不是就安全了？

麻醉科医生： 不是哦！恶性高热分为四种类型：一是爆发型，多在术中突然出现，发病24~36小时内也可再次发作；二是咬肌痉挛型；三是延迟发作型，在术后1小时发生；四是单纯横纹肌溶解型，一般在术后24小时发生。

患者： 我是因为用了挥发性吸入麻醉药引发了恶性高热，那是不是只要不接触挥发性吸入麻醉药就没事了？

麻醉科医生： 恶性高热最主要的诱发因素是吸入挥发性麻醉药，但还有其他方面的影响因素，如高温环境、剧烈运动等。

患者： 那我们该如何预防、避免发生恶性高热呢？

麻醉科医生： 主动告知医生麻醉史及恶性高热家族史。不确定是否为恶性高热易感者的建议进行实验室筛查及基因检测。若确诊为恶性高热易感者，术中应避免使用诱发恶性高热的麻醉药物。

患者：如果家属通过基因检测没有发现与我相同的基因突变，那是不是说明我就不会发生恶性高热？

麻醉科医生：人类恶性高热基因学改变较复杂，在基因突变分析时可能出现假阴性结果，因此目前尚不能直接通过基因检测的方法确诊恶性高热。如果基因检测发生了你所说的情况，就需要咖啡因-氟烷离体骨骼肌收缩试验明确诊断了。

患者：使用丹曲林钠会不会有什么副作用？

麻醉科医生：是药三分毒，药物都会有副作用。丹曲林钠的不良反应包括肌无力、高血钾、消化道紊乱及血栓性静脉炎等。

患者：哦，原来恶性高热这么危险！可是大家都不了解，这种潜在风险太可怕了！谢谢医生的知识讲解。

路漫漫其修远兮　吾将上下而求索

人体是一个极其复杂又充满奥秘的生命体，携带恶性高热遗传基因的人，并不一定会发生恶性高热，但这会增加患病的概率。恶性高热临床表现多样，迅速做出精准诊断实属不易。临床医生需要结合家族史和临床表现，通过恶性高热评分表、咖啡因-氟烷离体骨骼肌收缩试验、基因检测等手段进行综合判断。

目前，麻醉科医生们正试图研究恶性高热的快速临床诊断方法，并通过多学科交叉协作开展分子遗传学研究。若想要彻底攻克恶性高热，还需科学家们开展深入的科学研究，但我们坚信：恶性高热的"真面目"终将越来越清晰！

（张　静　金玮艺）

2 恶性高热抢救用药"消火栓"模式

火煎五漏丹难熟，火燎三关道不清。时借芭蕉施雨露，幸蒙天将助神功。

——选自《西游记》第六十一回

《西游记》中孙悟空虽然神通广大，但也需要一件神奇的武器来应对过火焰山这样一场特殊的"战斗"。

现代医学的发展是通过攻克一个又一个的医学难题实现的，对于麻醉科医生来说，恶性高热曾是那不可跨过的八百里火焰山。

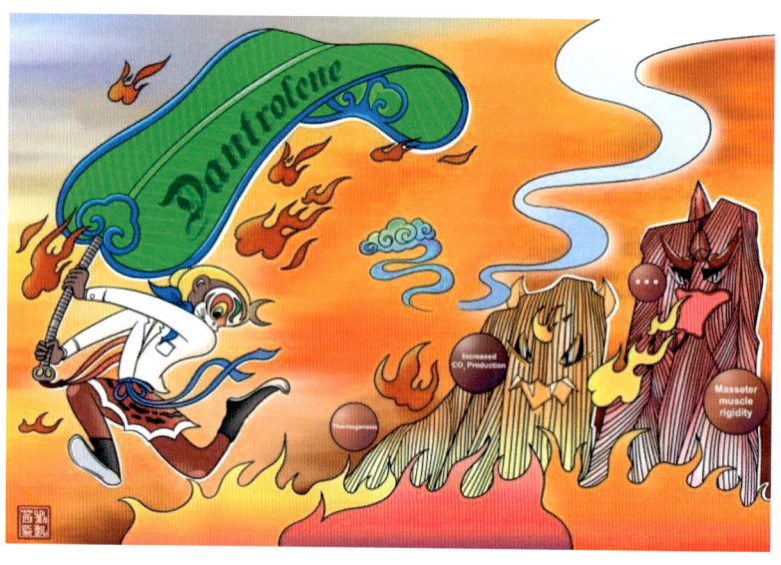

第七章 罕见病：恶性高热

恶性高热（malignant hyperthermia，MH）是一种病死率高，与麻醉用药密切相关的常染色体显性遗传疾病，也是目前唯一需要特效抢救药进行紧急抢救的罕见病。

2020年10月，国产注射用丹曲林钠正式投入临床使用，中国麻醉医生也终于拥有了属于自己的"芭蕉扇"，获得了抢救恶性高热的特效药。

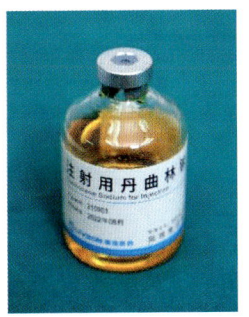

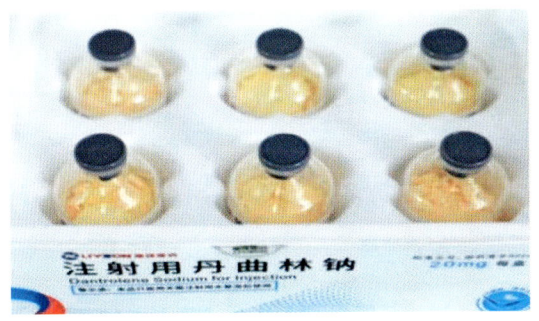

2023年9月18日，恶性高热被正式纳入由国家卫生健康委员会等六部门联合制定的《第二批罕见病目录》中。从疾病本质角度看，明确恶性高热是发生在围手术期的罕见病，而不是简单的麻醉并发症，应给予重视。

序号	疾病名称（中文）	疾病名称（英文）
32	胃肠间质瘤	Gastrointestinal stromal tumor
33	泛发性脓疱型银屑病	Generalized pustular psoriasis
34	遗传性甲状旁腺功能减退症	Genetic hypoparathyroidism
35	巨细胞动脉炎	Ciant cell arteritis
36	骨巨细胞瘤	Giant cell tumor of bone
37	血小板无力症	Clanzmann thrombasthenia
38	胶质母细胞瘤	Glioblastoma
39	高林综合征	Gorlin syndrome
40	化脓性汗腺炎	Hidradenitis suppurativa
41	早老症	Hutchinson-Gilford progeria syndrome
42	炎性肌纤维母细胞瘤	Inflammatory myofibroblastic tumor
43	Leber先天性黑矇	Leber congenital amaurosis
44	Lennox-Gastaut综合征	Lennox-Gastaut syndrome
45	角膜缘干细胞缺乏症	Limbal stem cell deficieney
46	**恶性高热**	**Malignant hyperthermia**
47	恶性胸膜间皮瘤	Malignant pleural mesothelioma
48	黑色素瘤	Melanoma
49	异染性脑白质营养不良	Metachromatic leukodystrophy
50	单基因非综合征性肥胖	Monogenic non-syndromic obesity
51	多发性内分泌腺瘤病	Multiple endocrine neoplasia
52	发作性睡病	Narcolepsy
53	神经母细胞瘤	Neuroblastoma
54	神经纤维瘤病	Neurofibromatosis
55	神经元蜡样脂褐质沉积症	Neuronal ceroid lipofuscinosis
56	神经营养性角膜炎	Neurotrophic keratitis
57	骨肉瘤	Osteosarcoma
58	天疱疮	Pemphigus
59	新生儿持续肺动脉高压	Persistent pulmonary hypertension of the newborn
60	嗜铬细胞瘤	Pheochromocytoma
61	PIK3CA相关过度生长综合征	PIK3CA related overgrowth syndrome
62	真性红细胞增多症	Polycythacmia vera
63	原发性胆汁性胆管炎	Primary biliary cholangitis
64	原发性生长激素缺乏症	Primary growth hormone deficiency

注射用丹曲林钠有效期短但抢救用量大，而恶性高热发病率低，若按常规药物用量进行全量储备，会面临大量药物"备而不用"的尴尬局面。因此，我们创建了恶性高热抢救用药的"消火栓"模式，即注射用丹曲林钠首次剂量医院储备、维持剂量应急配送的模式，提高了特效抢救药物可及性，保证了患者的安全。

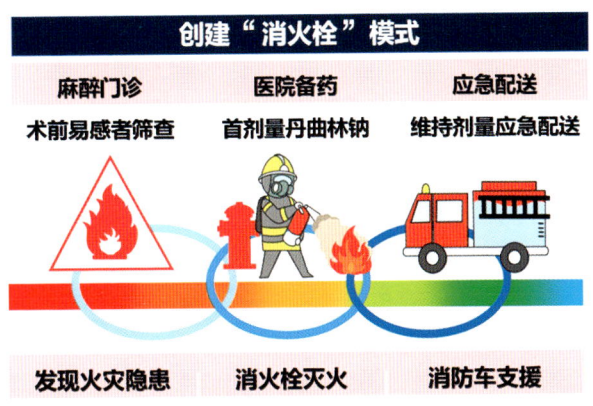

若发生恶性高热时医疗机构无备用药，应启动紧急购药流程，联系进行药品配送，保障临床发生恶性高热病例时第一时间用药，启动应急药品配送，满足临床及时用药。

作为麻醉科医生，我们始终践行医者仁心、生命至上的使命和责任担当，为生命保驾，为健康护航。

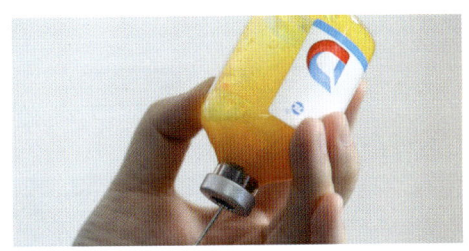

（张　静　刘凯茜）

3 注射用丹曲林钠的使用及配制方法

恶性高热病情凶险且进展迅速,在未及时使用注射用丹曲林钠治疗的情况下,严重的骨骼肌损害会诱发弥散性血管内凝血(disseminated intravascular coagulopathy,DIC),进而引发多器官衰竭,甚至导致患者死亡。针对恶性高热,丹曲林钠是唯一特效药,其他对症综合治疗包括物理降温、纠正酸中毒、处理高血钾及综合血液治疗等措施。

尤其关键的是,在确诊恶性高热后 5~10 分钟内静脉推注丹曲林钠对于救治成功至关重要。

一、注射用丹曲林钠的配制和使用方法

注射用丹曲林钠的监管和配制有别于临床其他药品,建议病区进行针对性管理,如固定地点、专柜存放、每日清点、上锁管理等。

①固定地点
②专柜存放
③每日清点
④上锁管理

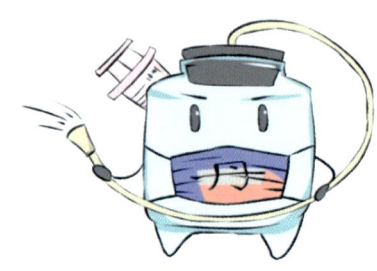

当临床发生恶性高热时，应立即取用注射用丹曲林钠。并遵循药物现用现配原则，遵医嘱给予患者静脉注射。准备好灭菌注射用水和注射用丹曲林钠，遵守无菌原则，取用60 ml灭菌注射用水，推注到1瓶丹曲林钠注射液（20 mg）中，予患者立即静脉输注，首次剂量为1 mg/kg，每次追加1 mg/kg，直至症状消失或达到最大耐受剂量7 mg/kg。需要注意的是，5%葡萄糖注射液、0.9%氯化钠注射液以及其他酸性溶液都不可用于注射用丹曲林钠的配制。

【丹曲林钠溶解图示】

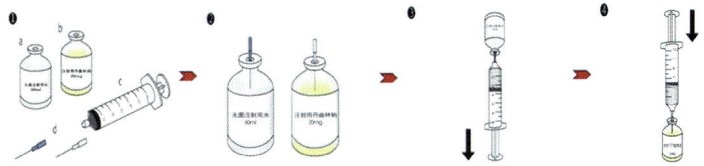

药品复溶后，药液应避免光线直射，不能冷藏或冷冻，配制后的药液在室温15～30℃下贮存，并在配制后6小时注射用。玻璃瓶作为输注容器可使复溶后的注射用丹曲林钠出现沉淀，所以应将配制后的药液转移至较大体积的无菌塑料输液袋中。使用过程中应遵医嘱静脉输注，并严密观察药物不良反应，按输注不良反应严重程度分为：①肺水肿；②血栓性静脉炎；③渗出所致的组织坏死；④荨麻疹和红斑；⑤注射部位反应。

手术室护士、麻醉科医护人员应加强注射用丹曲林钠配制方法的学习，临床患者一旦发生恶性高热时，应遵医嘱第一时间静脉输注注射用丹曲林钠，这是抢救恶性高热患者生命的关键。

二、多科室协作是关键

针对恶性高热这类危机事件的处理,强调多科室协作。在临床工作中,麻醉科医护人员对恶性高热要保持高度警惕,掌握恶性高热临床诊疗规范,熟悉注射用丹曲林钠的配制及使用方法,使各项抢救工作有条不紊地进行。管理者应定期组织培训并进行考核,考核可采取多种形式,包括理论试卷答题、临床场景模拟、病情讨论、随机提问、管理者定期督查知识点等。

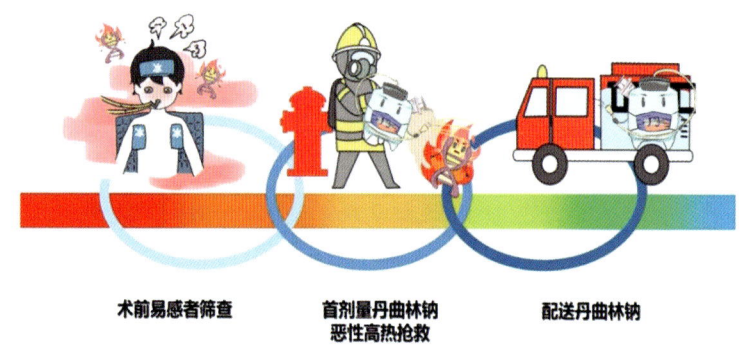

术前易感者筛查　　首剂量丹曲林钠　　配送丹曲林钠
　　　　　　　　　恶性高热抢救

（张　静　金玮艺）

第八章

安全管理

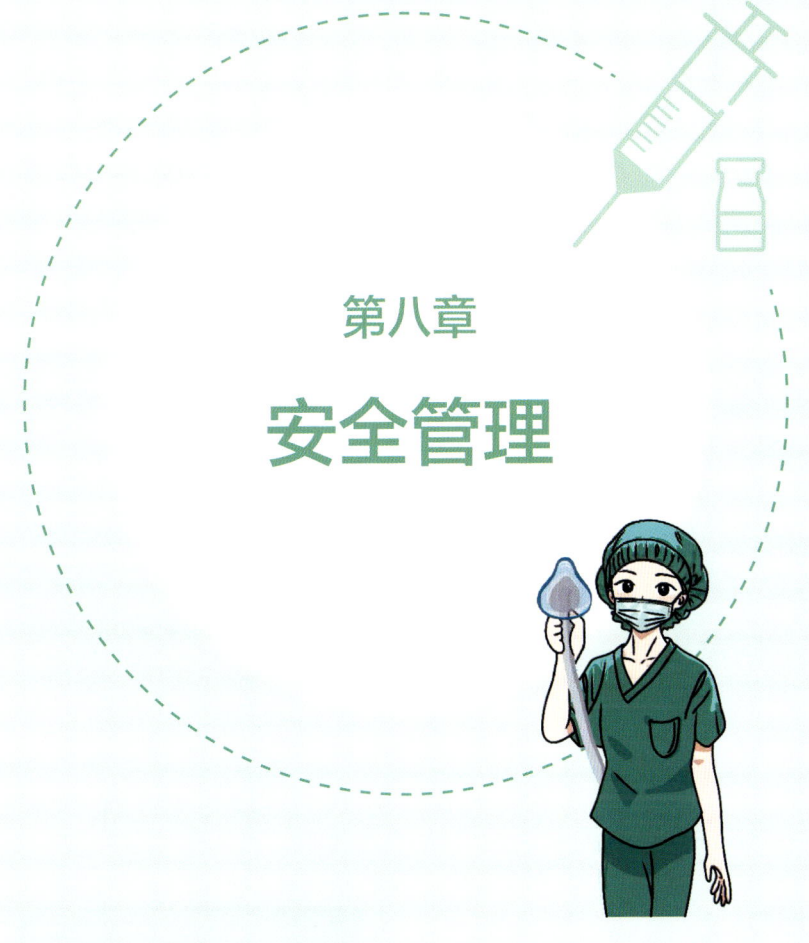

1 手术间医疗垃圾分类有讲究

一、什么是医疗垃圾?

医疗垃圾又称医疗废物,是指接触了患者血液、体液等的由医院生产出的污染性垃圾,如使用过的棉球、纱布、胶布,废水,一次性医疗器具,手术后的废弃品,过期的药品等。医疗垃圾具有空间污染、急性传染和潜伏性污染等特征。

二、医院常用垃圾分类

1. 医疗垃圾(黄色垃圾桶):用于放置接触过患者的垃圾(如患者使用过的棉签和尿杯)。

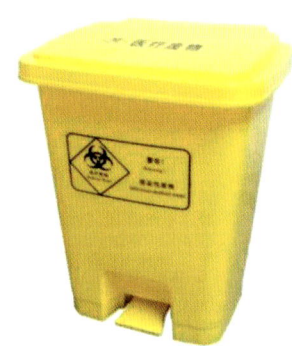

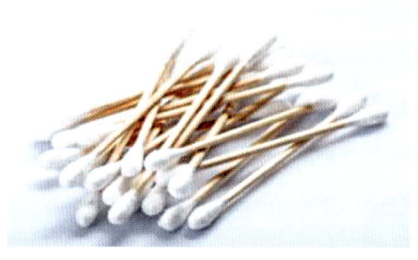

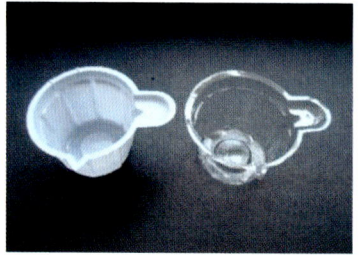

2. 生活垃圾（黑色垃圾桶）：用于放置未接触患者的垃圾。

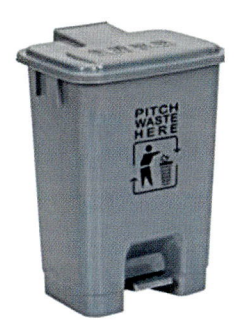

三、医疗垃圾的危害

沾有患者血液、体液、分泌物的医疗垃圾，可能携带了大量细菌、病毒。如果被使用过的针头、手术刀等划伤，很可能会感染疾病。如用这些医疗垃圾再加工成餐具、杯具、玩具等流入社会，会形成更大范围的污染，甚至造成传染病的扩散。

四、医疗垃圾的分类

1. 损伤性废物：能够刺伤或者割伤人体的废弃的医用锐器、废弃的金属类锐器。

（1）损伤性废物应投入锐器盒内。

（2）锐器盒有效期为48小时。

（3）锐器盒禁止装满，锐器满3/4时需要更换。

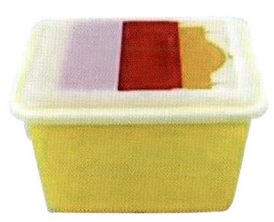

2. **化学性废物**：具有毒性、腐蚀性、易燃易爆性的废弃化学物品。化学影像、医学实验使用后的废弃的化学试剂，如废弃的过氧乙酸、废弃的戊二醛等。

3. **药物性废物**：过期、淘汰、变质或者被污染的废弃药品。

4. **感染性废物**：携带病原微生物且具有引发感染性疾病传播危险的医疗废物。

5. **病理性废物**：诊疗过程中产生的人体废弃物和医学实验室动物尸体等。手术及其他诊疗过程中产生的废弃的人体组织、器官等。患传染病、疑似传染病及突发原因不明的传染病产妇的胎盘；胎龄在16周以下，或胎重不足500 g的死产胎儿。在医院里，胎盘都是集中处理的。医院处理胎盘的方式是作为医学废弃物的医疗垃圾焚烧掉。

五、破碎水银体温计处理方法

1. 如果在室内不小心将体温计打碎，应该立即让患者离开该房间，并把窗户打开，保持室内通风，避免吸入过多空气中的汞。

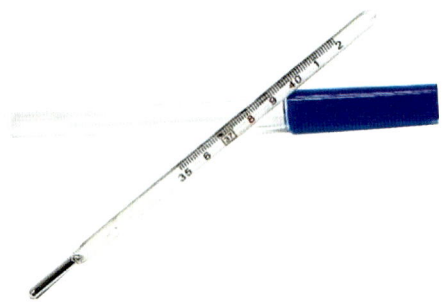

2. 及时清理撒漏的水银，要注意做好防护措施。在处理水银过程中建议使用橡胶手套，不要徒手处理，避免与水银有直接

接触。然后可以用吸附黏性比较好的棉签棒、纱布、胶布等处理撒漏的水银,随后将接触过水银的物品用袋子封好,在上面标记清楚后再扔到医疗垃圾桶中,避免其他人接触。

3. 处理好地面的水银后,将碘伏倒在水银暴露的地面上,碘伏挥发后,空气中的碘元素和汞元素结合形成无毒的碘化汞。最后再使用肥皂水反复拖地即可。

六、做好医疗垃圾分类,利国利民

1. 对社会:减少土地侵害、提高经济价值、减少环境污染、有效利用资源。

2. 对医疗机构:医疗废物规范管理,不仅是体现一个医疗机构整体水平的重要标志,也是改善医疗机构环境的有效措施,更是预防医疗机构内交叉感染、防止疾病传播、保护环境、保障人体健康、提高医疗护理质量的重要手段和保障。

3. 对个人:加强医疗废物规范管理、切实杜绝由于医疗废物导致的职业暴露的发生,对控制传染病的流行、污染环境有重要意义。

对医疗垃圾进行合理的处理和分类,不仅可以预防传染病的传播,还能有效地杜绝其对周围环境的污染,让患者和医护人员能有安全舒心的环境,也更加有利于患者的康复治疗。随着科技的进步和医疗科研事业的飞速发展,相关的药物和医疗器具也都会进行相应的更新换代,因此做好对医疗垃圾的持续性、实效性分类管理,减少其对社会的潜在危害显得尤为重要。只有这样,才能有效规范医疗垃圾的处理,降低对社会和环境产生危害的风险。

(蒋 莉 王明亚)

2 医护人员职业暴露知多少

医护人员承担着保障公众健康、提供优质医疗服务的责任。医护人员在医疗工作中,意外被含有微生物的血液、体液污染了皮肤或黏膜,以及锐器刺伤皮肤的事件时有发生。

医护人员职业暴露危险系数相对较高,下面让我们来了解一下医护人员职业暴露。

一、什么是医护人员职业暴露?

医护人员职业暴露,是指医护人员在从事诊疗、护理活动过程中接触有毒、有害物质,或传染病病原体,从而损害健康或危及生命的一类职业暴露。

二、医护人员职业暴露分类

1. 感染性职业暴露:在处理血液或体液时,如意外被患者的血液、体液污染皮肤或黏膜,或者被含有病原体的血液、体液污染的针头或其他锐器刺伤皮肤。

2. 放射性职业暴露:在医疗环境中,放射性物质暴露主要发生在影像检查和治疗过程中,如拍摄X线片、进行CT检查等。

3. 化学性职业暴露:医护人员在处理化学药品、消毒剂或其他化学物质时可能发生的化学暴露,如含氯消毒剂、戊二醛等。

4. 社会心理职业暴露:压力、焦虑、烦躁等。

三、造成医护人员职业暴露的原因

1. 防护意识淡薄:医护人员对使用后的锐器处理不当,接触患者血液、体液不戴手套,手术中对于易发生血液喷溅的情况未做有效防护,处理使用过的注射器及针头时违反操作规程。这些都是医护人员对职业暴露的防护意识欠缺所致。

2. 针刀刺伤:有数据表明,医护人员职业暴露中锐器损伤居首位,这是医护人员职业暴露最常见的因素。

(1)医疗操作因素:医护人员在进行注射、采血、输液、手术等医疗操作时,可能会意外被使用过的针头或其他锐器刺伤。

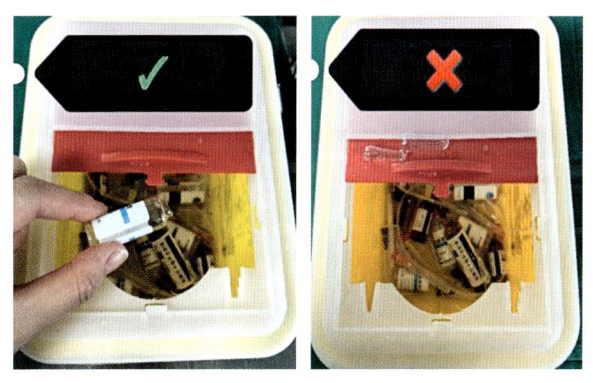

(2)不安全的行为因素:①操作不规范:比如未按标准流程传递、使用针刀,动作随意、匆忙等易导致刺伤。②违规操作:像单手回套针帽、用手直接分离使用过的针刀等违反安全规定的行为。

(3)工作环境因素:工作环境拥挤、嘈杂、光线不足等因素均可能导致医护人员在操作时注意力不集中,从而增加针刺刀伤的发生概率。

3. 皮肤黏膜暴露

（1）当医护人员的手部皮肤有破损时，接触具有传染性的血液、体液、呕吐物、排泄物就有被感染的可能。

（2）当带有病原体的血液、体液、呕吐物、排泄物溅到医护人员的口腔黏膜、鼻黏膜、眼黏膜时均有可能造成感染。

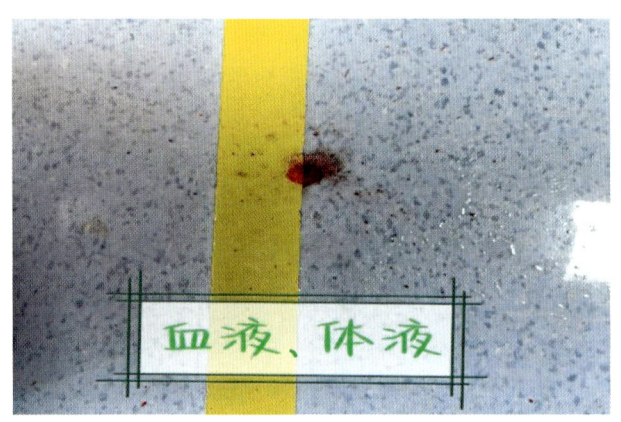

4. 周围环境暴露

（1）环境清洁不及时、不到位，像病房、手术室等场所的地面、桌面、病床扶手等表面残留患者的分泌物、排泄物等，医护人员接触后易被感染，尤其一些传染性疾病患者所在区域风险更高。

（2）医疗废物收集、存放、转运不规范，比如锐器未放置在专用锐器盒内，可能在周围环境中出现散落情况，增加扎伤、划伤医护人员的风险，导致暴露。医疗废物在暂存点存放时间过长、未密封好，散发的异味、携带的病菌会污染周围空气，影响周边环境安全，进而威胁医护人员健康。

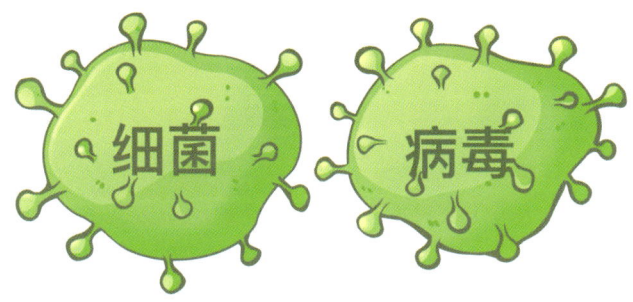

四、医护人员职业暴露怎样预防？

1. **加强教育**：加强医护人员职业暴露防护知识的教育，强化自我防护意识，增强职业暴露防护的自律性。

2. **标准操作**：严格执行各种操作规程及标准，贯彻标准预防原则，加强自我防护，如加强手卫生、戴手套、戴口罩、穿隔离衣等。

3. **严格消毒**：物体表面，如紫外线灯照射消毒、高温高压蒸汽灭菌、75%乙醇擦拭、含氯消毒液擦拭等。

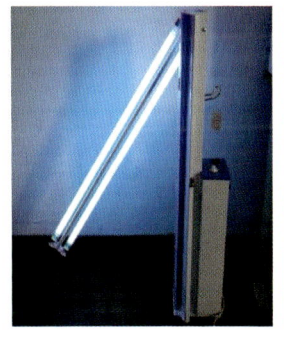

紫外线消毒灯

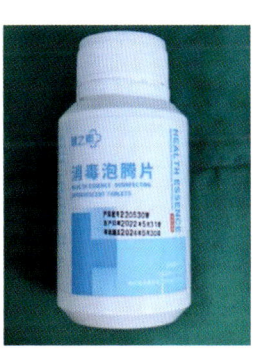

含氯消毒剂

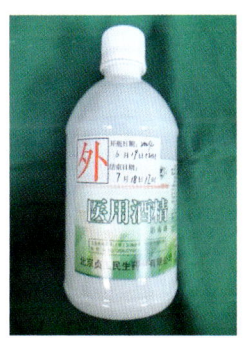

医用酒精

五、医护人员职业暴露的处理

1. 挤：应立即从伤口的近心端向远心端轻轻挤压，尽可能挤出损伤部位的血液，避免挤压伤口局部。

2. 冲：使用肥皂液和流动水清洗被污染的皮肤。如果存在黏膜暴露，应用生理盐水反复冲洗干净。

3. 消：受伤部位的伤口经过冲洗后，应使用消毒液（如75%乙醇或0.5%碘伏）进行消毒。

4. 包：消毒完成后，进行伤口包扎。

5. 报：医护人员发生职业暴露后，应立即向科室主任或护士长报告，并填写《医护人员职业暴露登记表》。科室主任或护士长签署意见后报告感染管理科。

6. 查：医院感染管理科接到报告后，对受伤情况进行调查、评估和登记，同时督促受伤者进行相关检查和处理。

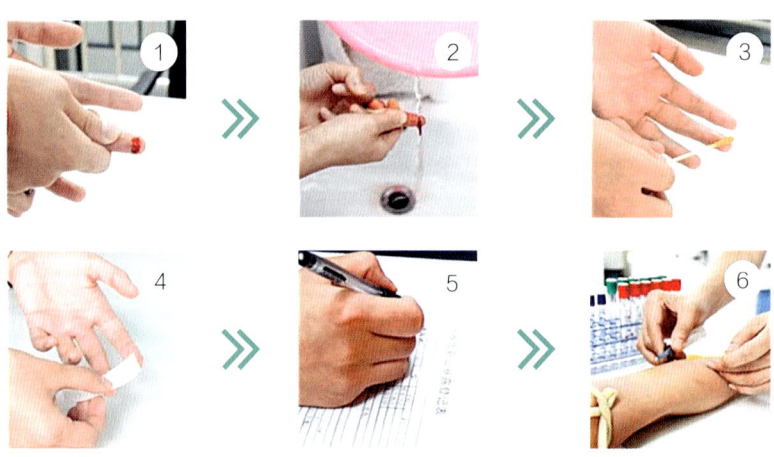

职业暴露是当今医护人员面临的严重职业危险因素之一，严重威胁医护人员的生命健康和职业安全，给暴露者带来极大的精神压力、心理压力和经济负担。为避免职业暴露的发生，应重在预防，所有医护人员要熟知职业暴露预防、处置的各项流程，做好标准预防。如遇职业暴露，要沉着冷静，按规范流程进行处置。

（蒋　莉　于雪瑶）